Histoire de la Formation en Pratique Avancée

L'émergence de la formation en pratique avancée (IPA) s'inscrit dans un contexte de transformation des soins de santé, répondant à des besoins croissants et variés des patients dans un système de santé en évolution rapide. Historiquement, les infirmiers ont joué un rôle central dans la prise en charge des patients. Cependant, les changements démographiques, la complexité croissante des pathologies et les avancées technologiques ont nécessité une réévaluation de leurs compétences et de leur formation.

Les Origines de la Pratique Avancée

La pratique avancée a commencé à se développer dans les années 1960 et 1970, d'abord aux États-Unis. À cette époque, des programmes de formation spécifiques ont été créés pour les infirmiers souhaitant élargir leurs compétences au-delà des soins de base. Ces initiatives ont été motivées par plusieurs facteurs :

- Pénurie de Médecins : Dans certaines régions, la pénurie de médecins a conduit à une reconnaissance croissante de la nécessité de former des infirmiers capables de prendre en charge des patients de manière autonome.
- Évolution des Besoins de Santé : Les changements dans les besoins de santé des populations, notamment avec l'augmentation des maladies chroniques et des patients âgés, ont nécessité une approche plus intégrée et multidisciplinaire des soins.
- Accès aux Soins : La nécessité d'offrir des soins de santé de qualité, accessibles et adaptés aux besoins des populations a favorisé le développement de rôles élargis pour les infirmiers.

Évolution en France
Contexte Historique

En France, l'évolution vers la pratique avancée a été influencée par plusieurs facteurs clés :

- Réformes de la Santé : Les réformes des systèmes de santé dans les années 2000 ont souligné l'importance d'une approche centrée sur le patient et d'une coordination des soins. La loi de modernisation de notre système de santé, adoptée en 2016, a renforcé l'idée d'une répartition des tâches et d'une collaboration accrue entre professionnels de santé.

- Textes Législatifs : **Le Décret n° 2018-629 du 18 juillet 2018** a été une étape fondamentale, car il a officiellement défini le cadre de l'exercice infirmier en pratique avancée. Ce décret a permis de clarifier les compétences et les responsabilités des infirmiers en pratique avancée (IPA), leur permettant d'intervenir dans des situations complexes et de contribuer de manière significative aux soins des patients.

- Formation Supérieure : L'instauration de masters en pratique avancée a permis de structurer la formation et d'assurer une formation théorique et pratique aux infirmiers. Ces programmes incluent des enseignements spécifiques sur l'évaluation clinique, la gestion des pathologies chroniques, et la collaboration interprofessionnelle.

Options Spécifiques en Pratique Avancée

Au fil des années, plusieurs options spécifiques ont été introduites dans la formation IPA, répondant à des besoins variés dans différents domaines de la santé. Voici les options et leurs années d'application :

- Pathologies Chroniques Stabilisées, Prévention et Polypathologies Courantes en Soins Primaires : Mise en place en 2018. Cette option a été créée pour répondre aux besoins croissants de soins de première ligne, permettant aux infirmiers de collaborer étroitement avec les médecins généralistes dans l'évaluation et le suivi des patients souffrant de maladies chroniques.

- Oncologie et Hémato-Oncologie : Mise en place en 2018. Cette spécialisation permet aux infirmiers de se concentrer sur la prise en charge des patients atteints de cancer, y compris l'évaluation des symptômes, la gestion des effets secondaires des traitements et le soutien psychologique.

- Maladie Rénale Chronique, Dialyse et Transplantation Rénale : Mise en place en 2019. Cette option vise à former des infirmiers spécialisés dans la gestion des patients souffrant de maladies rénales, y compris ceux sous dialyse ou ayant subi une transplantation.

- Psychiatrie et Santé Mentale : Mise en place en 2019. En réponse à une augmentation des troubles mentaux, cette option permet aux infirmiers de se spécialiser dans l'évaluation, le diagnostic et le suivi des patients souffrant de troubles psychiques, en collaboration avec des psychiatres et d'autres professionnels de santé.

- Urgences : Mise en place en 2018. Cette spécialisation forme des infirmiers à gérer des situations critiques et à effectuer des gestes techniques spécifiques sous la supervision d'un médecin, contribuant ainsi à améliorer la prise en charge des patients dans les services d'urgence.

La Reconnaissance de la Pratique Avancée

Au fil des années, la pratique avancée est devenue un élément essentiel de la stratégie de santé publique en France. Elle a été reconnue comme un levier pour répondre aux défis de santé contemporains, tels que :

- Vieillissement de la Population : L'augmentation du nombre de personnes âgées nécessite des soins plus complexes et personnalisés, que les infirmiers en pratique avancée sont bien placés pour fournir.
- Gestion des Maladies Chroniques : L'augmentation des pathologies chroniques, comme le diabète et les maladies cardiovasculaires, exige une approche de soins intégrée. Les infirmiers en pratique avancée jouent un rôle central dans le suivi et la gestion des patients, facilitant une meilleure coordination des soins.
- Amélioration de l'Accès aux Soins : En assumant des responsabilités élargies, les infirmiers en pratique avancée contribuent à désengorger les services d'urgence et à améliorer l'accès aux soins pour les patients, en répondant à des besoins spécifiques et en offrant un soutien plus accessible.

Perspectives d'Avenir

Les perspectives d'avenir pour la formation en pratique avancée se concentrent sur trois axes principaux : l'intégration des nouvelles technologies, la collaboration interprofessionnelle, et un accent accumulé sur la recherche en santé.

Les technologies telles que la télémédecine et les outils de simulation permettent aux infirmiers en pratique avancée (IPA) de développer des compétences spécifiques et d'assurer des soins de qualité à distance, répondant ainsi aux besoins des populations isolées. La recherche devient également un pilier essentiel de leur formation, avec un accès renforcé aux pratiques basées sur des données probantes, pour améliorer en continu la qualité des soins.

En parallèle, la collaboration interprofessionnelle prend une place centrale. Les IPA travaillent désormais aux côtés de médecins, pharmaciens et autres professionnels pour offrir une prise en charge globale, en particulier dans la gestion des maladies chroniques et la prévention. En tant que leaders dans leurs spécialités, ils sont des moteurs de transformation des soins de santé, participant à des initiatives d'innovation qui renforcent la sécurité et l'efficacité du système de santé.

En somme, la formation en avancée pratique évolue pour permettre à l'IPA de répondre aux défis actuels, en contribuant activement à l'amélioration des soins et à la modernisation du système de santé.

Table des matières

Introduction

- Présentation de la formation en pratique avancée (IPA) 6
    - o Définition et objectifs de la formation IPA
    - o Importance de l'autonomie et de la spécialisation des infirmiers
    - o Méthodologie d'apprentissage et préparation aux examens

Partie I : Fondements Théoriques de la Pratique Avancée

1. Sciences Infirmières et Pratique Avancée 13
    - o *Concepts fondamentaux*
    - o *Approches de soins centrés sur le patient*
    - o *Élaboration et mise en œuvre de projets de soins*

2. L'Examen Clinique en Pratique Avancée 24
    - o *L'observation médicale en pratique*

3. Éthique en Santé 27
    - o *Principes éthiques dans la pratique infirmière*
    - o *Cas clinique : éthique et législation en soins infirmiers*

4. Santé publique 33
    - o *Rôle de l'infirmier en pratique avancée en santé publique*
    - o *QCM : Thématiques de santé publique*

Partie II : Sémiologie clinique par appareils

1. Sémiologie Cardiovasculaire 39
    - *Pathologies cardiovasculaires et interventions infirmières*
    - *QCM : Évaluation des connaissances en cardiologie vasculaire*
    - *Cas clinique en cardiologie*
2. Sémiologie Respiratoire 54
    - *Pathologies respiratoires et interventions infirmières*
    - *QCM : Évaluation des connaissances en sémiologie respiratoire*
    - *Cas clinique en soins respiratoires*
3. Sémiologie Neurologique 62
    - *Pathologies neurologiques et interventions infirmières*
    - *Protocoles de soins en neurologie*
    - *QCM : Connaissances en sémiologie neurologique*
4. Sémiologie Psychiatrique 77
    - *Pathologies psychiatriques et évaluation infirmière*
    - *QCM : Évaluation en sémiologie psychiatrique*
    - *Cas clinique en soins psychiatriques*

Partie III : Modules Techniques Avancés

1. Imagerie Médicale 86
    - *Principes de l'imagerie médicale*
    - *Types d'examens radiologiques*
    - *QCM : Connaissances en imagerie médicale*
2. Pharmacologie Thérapeutique 91
    - *Introduction à la pharmacologie thérapeutique*
    - *QCM : Questions sur la pharmacologie thérapeutique*

Annexes
- Glossaire des termes clés

Présentation de la Formation en Pratique Avancée

Définition et Objectifs de la Formation IPA

Définition : La formation en Pratique Avancée Infirmière (IPA) est un cursus spécialisé destiné aux infirmiers diplômés d'État, visant à approfondir et élargir leurs compétences cliniques, théoriques, organisationnelles, et de leadership. Ce parcours permet aux infirmiers d'assumer des responsabilités élargies dans le diagnostic, la prise en charge, le suivi des patients, et la gestion des parcours de soins, avec une autonomie clinique plus grande.

Objectifs :

- Renforcer l'autonomie clinique des infirmiers : La formation IPA permet aux professionnels d'acquérir les connaissances et les compétences nécessaires pour évaluer, diagnostiquer, et gérer les pathologies stabilisées, avec un suivi de qualité pour les patients.

- Améliorer la qualité des soins : Grâce à des connaissances approfondies et à une expertise clinique, les infirmiers en pratique avancée contribuent à améliorer la prise en charge des patients, notamment dans les domaines des pathologies chroniques, de la santé mentale, ou des soins primaires.

- Optimiser la coordination des soins : En tant que membres clés des équipes pluridisciplinaires, les IPA sont capables de coordonner les soins avec les autres professionnels (médecins, pharmaciens, kinésithérapeutes, etc.), assurant une prise en charge continue et cohérente pour le patient.

- Faciliter l'accès aux soins : En prenant en charge des actes qui relèvent habituellement des médecins, les IPA contribuent à améliorer l'accès aux soins, notamment dans des contextes de pénurie médicale ou dans des zones sous-dotées en médecins généralistes.

- Développer des compétences en prévention et en éducation thérapeutique : La formation met un accent particulier sur la prévention des maladies et l'éducation des patients, en promouvant des modes de vie sains et en accompagnant les patients dans la gestion de leurs pathologies.

- Assurer une gestion interprofessionnelle : Les infirmiers en pratique avancée travaillent en étroite collaboration avec les autres acteurs du système de santé. Ils agissent comme des facilitateurs dans les parcours de soins complexes, garantissant un suivi adapté et continu pour chaque patient.

- Promouvoir la recherche et l'évaluation des pratiques professionnelles : Les IPA sont également formés à la recherche en soins infirmiers, leur permettant de participer à l'évaluation et à l'amélioration continue des pratiques de soins, contribuant ainsi à l'avancée des connaissances et à l'innovation en santé.

Importance de l'Autonomie et de la Spécialisation des Infirmiers

L'autonomie et la spécialisation des infirmiers jouent un rôle central dans l'évolution des soins de santé modernes, notamment à travers la formation en pratique avancée (IPA). Ces deux dimensions sont cruciales pour répondre aux nouveaux défis du système de santé et améliorer la qualité des soins prodigués aux patients.

1. Renforcement de l'Autonomie des Infirmiers

L'autonomie des infirmiers en pratique avancée est un changement majeur dans leur rôle traditionnel. Ce renforcement de leur autonomie leur permet de :

- Assumer des responsabilités accrues dans l'évaluation et le suivi des patients, notamment pour les pathologies chroniques stabilisées.
- Prendre des décisions cliniques en dehors de la supervision directe des médecins, dans des cadres bien définis par la législation. Cela inclut l'ajustement des traitements, l'interprétation des résultats d'examens, et la gestion des parcours de soins.
- Assurer une continuité des soins en se positionnant comme interlocuteurs privilégiés pour les patients, ce qui réduit les délais d'attente et fluidifie l'accès aux soins, notamment dans les zones où les ressources médicales sont limitées.

Cette autonomie clinique favorise une meilleure efficacité du système de soins et renforce la collaboration interprofessionnelle, en allégeant certaines tâches des médecins, permettant à chaque professionnel de se concentrer sur son domaine de compétence spécifique.

2. Spécialisation des Infirmiers en Pratique Avancée

La spécialisation est un autre pilier essentiel de la formation IPA, permettant aux infirmiers d'acquérir des compétences avancées dans des domaines spécifiques de la santé. Chaque IPA se spécialise dans l'une des mentions prévues par la réglementation :

- Pathologies chroniques stabilisées et soins primaires.
- Oncologie et hémato-oncologie.
- Psychiatrie et santé mentale.
- Maladies rénales chroniques, dialyse et transplantation rénale.
- Médecine d'urgence.

Cette spécialisation permet aux infirmiers :

- De répondre aux besoins spécifiques des patients dans des domaines complexes où une expertise pointue est nécessaire.
- De jouer un rôle central dans la gestion des soins complexes, en assurant un suivi plus ciblé et des interventions thérapeutiques plus adaptées.
- D'être reconnus comme des référents cliniques dans leur spécialité, assurant ainsi un eadership naturel dans les équipes pluridisciplinaires.

3. Impact de l'Autonomie et de la Spécialisation sur le Système de Santé

Le développement de l'autonomie et de la spécialisation des infirmiers en pratique avancée présente de nombreux avantages pour le système de santé :

- Meilleure répartition des tâches : En déléguant certaines fonctions cliniques aux IPA, les médecins peuvent se concentrer sur des tâches plus complexes, améliorant ainsi l'efficience du système de santé. Amélioration de l'accès aux soins : Les IPA permettent de
- désengorger les services d'urgence et les cabinets médicaux, en prenant en charge des patients dont l'état est stabilisé ou nécessitant un suivi. Qualité des soins : Grâce à une expertise approfondie dans
- des domaines spécifiques, les IPA offrent des soins plus adaptés, contribuant à améliorer les résultats pour les patients.

4. Leadership et Responsabilité dans la Pratique Avancée

Les infirmiers en pratique avancée ne sont pas seulement des experts dans leur domaine, ils jouent également un rôle de leader clinique :

- Ils participent à l'évaluation des pratiques professionnelles, à la mise en place de protocoles de soins, et à la coordination d'équipes pluridisciplinaires.
- Ils sont au centre de l'éducation thérapeutique, en guidant les patients dans la gestion de leur propre santé et en étant des vecteurs d'innovation dans les pratiques de soins.

En conclusion, l'autonomie et la spécialisation des infirmiers en pratique avancée permettent d'enrichir les compétences du personnel soignant, tout en répondant de manière plus efficace aux besoins de santé publique. Ces transformations renforcent la capacité des infirmiers à assumer des responsabilités élargies et à améliorer la qualité des soins, tout en prenant en charge des patients dans des domaines cliniques complexes.

Méthodologie de Préparation aux Examens

La préparation aux examens de la formation en pratique avancée (IPA) nécessite une approche méthodique et rigoureuse. Voici une méthodologie structurée pour maximiser vos chances de succès.

1. Planification et Organisation

Une préparation efficace commence par une planification détaillée :

- Établir un planning réaliste : Fixez-vous des objectifs hebdomadaires ou mensuels en fonction du programme de chaque unité d'enseignement (UE). Priorisez les sujets difficiles ou moins maîtrisés. Répartition du temps : Allouez des créneaux spécifiques pour chaque
- UE, en tenant compte des volumes d'informations à assimiler et de vos points forts et faibles.
- Utiliser un calendrier : Notez les dates clés des examens et échéances des projets, afin de répartir équitablement votre temps de révision.

2. Méthode Active de Révision

Plutôt que de se contenter de lire les notes, adopter une méthode active favorise une meilleure mémorisation :

- Faire des fiches synthétiques : Créez des résumés des concepts clés pour chaque matière. Les fiches permettent une révision rapide et facilitent la mémorisation.

- Utiliser des cartes mentales : Les schémas et les mind maps sont d'excellents outils pour organiser vos idées et comprendre les relations entre les concepts.

- Simulations d'examens : Réalisez des exercices pratiques, des QCM, ou des mises en situation clinique, similaires à ceux des examens. Cela vous familiarise avec le format des questions et la gestion du temps.

3. Techniques de Mémorisation

Pour retenir efficacement les informations :

- La répétition espacée : Révisez régulièrement les mêmes notions à intervalles croissants (1 jour, 1 semaine, 1 mois). Cette méthode permet de consolider les connaissances en mémoire à long terme.

- Technique de Pomodoro : Travaillez par sessions de 25 à 30 minutes avec des pauses courtes entre chaque session. Cela améliore la concentration et réduit la fatigue mentale.

- Mémorisation active : Essayez de restituer de mémoire les informations que vous avez apprises avant de consulter vos notes. Cet effort active la rétention.

4. Étude en Groupe

Travailler en groupe permet d'enrichir la compréhension des concepts :

- Partage des connaissances : Échanger avec d'autres étudiants permet de combler vos lacunes, d'acquérir des perspectives nouvelles et de valider vos connaissances.
- Sessions de questions-réponses : Testez-vous mutuellement sur des cas pratiques ou des QCM pour identifier les points à améliorer.
- Expliquez à quelqu'un d'autre : Enseigner un concept à un camarade est une excellente manière de s'assurer que vous le maîtrisez vous-même.

5. Gestion du Stress et de la Fatigue

La gestion du stress est cruciale pour une préparation optimale :

- Techniques de relaxation : Pratiquez des exercices de respiration, de méditation ou de relaxation pour réduire l'anxiété et améliorer la concentration.
- Sommeil et récupération : Assurez-vous de dormir suffisamment. Un sommeil de qualité est essentiel pour consolider la mémoire et améliorer les capacités cognitives.
- Alimentation équilibrée et activité physique : Adoptez une alimentation riche en nutriments, buvez suffisamment d'eau et intégrez des exercices physiques réguliers pour maintenir une bonne condition mentale et physique.

6. Approche des Différentes UEs

Chaque UE a des particularités spécifiques, voici comment les aborder :

- Cardiologie et Respiratoire : Concentrez-vous sur les pathologies fréquentes et les traitements associés. Révisez les techniques d'auscultation et d'interprétation des signes vitaux.
- Imagerie Rx : Familiarisez-vous avec l'interprétation de clichés radiologiques courants et les indications des différents examens d'imagerie.
- Pharmacologie Thérapeutiques : Mémorisez les familles de médicaments, leurs mécanismes d'action, les effets secondaires majeurs et les interactions médicamenteuses.
- Sémiologie Neurologique et Psychiatrique : Apprenez à identifier les signes cliniques neurologiques et psychiatriques les plus fréquents. Entraînez-vous à poser un diagnostic différentiel à partir de cas cliniques.
- Santé Publique : Révisez les concepts d'épidémiologie, de prévention et de promotion de la santé. Portez une attention particulière aux chiffres clés et aux politiques de santé actuelles.
- Responsabilité, Éthique, Législation, Déontologie : Comprenez bien les lois encadrant la pratique infirmière, ainsi que les notions d'éthique professionnelle et les principes déontologiques.

7. Évaluations Pratiques

Certaines épreuves en pratique avancée incluent des évaluations cliniques pratiques. Pour bien vous y préparer :

- Cas cliniques simulés : Pratiquez des scénarios de prise en charge de patients. Révisez les étapes de l'examen clinique et l'élaboration d'un plan de soins adapté.
- Mises en situation : Entraînez-vous à résoudre des situations d'urgence ou complexes, en vous basant sur les protocoles cliniques que vous avez appris.

8. Révisions Finales

Les dernières semaines avant l'examen doivent être consacrées à des révisions intensives mais ciblées :

- Revoir les points faibles : Concentrez-vous sur les sujets que vous maîtrisez le moins.
- Examens blancs : Effectuez des examens blancs dans les conditions réelles (limitation de temps, pas de notes), pour tester votre endurance et vos compétences.
- Relecture des fiches : Revoyez vos fiches de synthèse pour vous remémorer les concepts clés.

Ce livre est conçu pour vous accompagner tout au long de votre première année en formation d'infirmier en pratique avancée (IPA). Grâce à ses explications claires, ses QCM d'entraînement et ses conseils méthodologiques, il vous permettra de mieux comprendre et maîtriser les différentes unités d'enseignement. Que vous soyez confronté à la cardiologie, à la psychiatrie, ou aux aspects législatifs et éthiques de votre future pratique, chaque chapitre vous aidera à structurer vos révisions et à approfondir vos connaissances.

L'objectif est de vous fournir les outils nécessaires pour réussir vos examens tout en développant les compétences cliniques, théoriques et réflexives indispensables à votre spécialisation. Avec une bonne organisation, une approche méthodique et un travail régulier, ce livre vous guidera vers la réussite de votre première année en IPA, et vous aidera à devenir un professionnel autonome, compétent et prêt à relever les défis de la santé moderne.

Bonne chance et bon courage dans cette nouvelle étape de votre parcours professionnel !

Partie I

FONDEMENTS THÉORIQUES DE LA PRATIQUE AVANCÉE

Concepts fondamentaux de la pratique avancée

La pratique avancée est une discipline en constante évolution, visant à développer une expertise clinique de haut niveau et à promouvoir l'autonomie professionnelle des infirmiers. Elle se fonde sur l'application de compétences cliniques avancées, une approche holistique des soins et une collaboration interprofessionnelle renforcée. En France, l'IPA (Infirmier en Pratique Avancée) est reconnu comme un acteur clé dans la gestion des pathologies chroniques, la prévention, et le suivi des patients complexes.

Dans ce contexte, les théories infirmières jouent un rôle essentiel en fournissant des cadres conceptuels permettant d'organiser la pensée clinique, d'enrichir les pratiques de soins et d'améliorer la qualité des soins apportés aux patients.

Les grandes théoriciennes en sciences infirmières

1. Florence Nightingale (1820-1910)

- Modèle environnemental : Nightingale, fondatrice des soins infirmiers modernes, a établi l'importance de l'environnement dans la guérison. Elle a mis en avant des éléments tels que l'hygiène, la ventilation et la nutrition, essentiels pour améliorer les conditions de vie et la santé des patients. Ces principes restent aujourd'hui au cœur de la prise en charge infirmière, en particulier dans les soins de longue durée ou les contextes d'épidémie.

2. Virginia Henderson (1897-1996)

- Théorie des besoins fondamentaux : Henderson a défini le rôle de l'infirmier comme celui d'aider le patient à accomplir ce qu'il ferait pour lui-même s'il en avait la force, la volonté ou la connaissance. Elle a identifié 14 besoins fondamentaux, tels que respirer, se nourrir, éliminer, se mouvoir, dormir, apprendre, etc., qui restent des axes essentiels pour la pratique infirmière avancée.

3. Dorothea Orem (1914-2007)

- Théorie du déficit d'autosoins : Orem a développé une approche où l'infirmier intervient quand le patient ne peut plus assurer lui-même ses soins. Son modèle guide la prise en charge des personnes en perte d'autonomie, notamment chez les patients âgés ou atteints de maladies chroniques.

4. Callista Roy (1939-)

- Modèle d'adaptation : Roy considère la santé comme la capacité de l'individu à s'adapter aux changements de son environnement. Les infirmiers en pratique avancée, confrontés à des patients aux pathologies évolutives, trouvent dans ce modèle un cadre pour favoriser l'adaptation physique, psychologique et sociale.

5. Madeleine Leininger (1925-2012)

- Théorie des soins transculturels : Leininger a mis en avant l'importance de la culture dans les soins infirmiers. Elle a proposé un modèle dans lequel les soins doivent être adaptés aux croyances, valeurs et pratiques culturelles des patients, un principe essentiel dans les sociétés multiculturelles modernes.

6. Hildegard Peplau (1909-1999)

- o Théorie des relations interpersonnelles : Peplau est une pionnière de la psychiatrie, et son modèle de soins repose sur la relation thérapeutique entre l'infirmier et le patient. Elle considère cette relation comme un processus dynamique et évolutif, essentiel pour traiter les troubles mentaux. En IPA, cette théorie est précieuse pour les interactions dans le suivi des patients en santé mentale, où la confiance et l'engagement sont primordiaux pour le succès des traitements.

7. Jean Watson (1940-)

- o Théorie des soins humanistes : Watson a élaboré la théorie des soins centrés sur la personne, où elle met l'accent sur les aspects humanistes des soins. Selon elle, la relation soignant-soigné est cruciale pour la guérison, en intégrant l'empathie, la compassion et la compréhension. En pratique avancée, son approche encourage les infirmiers à prendre en compte la dimension spirituelle et émotionnelle du patient, en plus des aspects biologiques.

8. Joyce Travelbee (1926-1973)

- o Théorie de l'interaction humaine : Travelbee a développé une approche centrée sur la communication et les relations humaines dans les soins. Elle insiste sur l'importance des interactions pour comprendre la souffrance du patient et l'aider à la surmonter. Sa théorie est particulièrement pertinente dans les soins palliatifs et en santé mentale.

Les paradigmes des sciences infirmières

Les paradigmes en sciences infirmières représentent des visions du monde qui influencent la manière dont les infirmiers conçoivent la pratique, interagissent avec les patients et prennent des décisions. Ces paradigmes permettent de mieux comprendre l'articulation entre la pratique infirmière, les patients et leur environnement.

1. Le paradigme de l'intégration

- o Ce paradigme met l'accent sur une approche holistique, où la personne est vue comme un tout indissociable de son environnement. La prise en charge doit inclure les dimensions physiques, psychologiques, sociales et spirituelles du patient, et repose sur la collaboration interprofessionnelle.

2. Le paradigme de la transformation

- o Ce modèle considère le soin infirmier comme un accompagnement du changement, notamment dans les transitions de vie, comme la maladie, la vieillesse, ou les changements de mode de vie. En pratique avancée, ce paradigme aide à comprendre comment accompagner les patients face à des pathologies chroniques ou des situations de fin de vie.

3. Le paradigme de la résolution de problèmes

- o Ce paradigme repose sur une démarche clinique logique, incluant évaluation, diagnostic, intervention et évaluation des résultats. Il correspond à une approche scientifique du soin infirmier, en s'appuyant sur des preuves cliniques pour résoudre les problèmes de santé.

Les quatre dimensions des soins infirmiers : Personne, Santé, Environnement et Soins

1. La Personne
- La personne est au cœur de l'action infirmière. Elle est considérée dans sa globalité, avec ses composantes physiques, psychologiques, sociales et spirituelles. La relation soignant-soigné joue un rôle clé dans la compréhension des besoins du patient et dans l'élaboration d'un plan de soins personnalisé.

2. La Santé
- La santé est vue non seulement comme l'absence de maladie, mais aussi comme un état de bien-être global, selon l'OMS. Les infirmiers en pratique avancée ont pour mission d'améliorer, maintenir ou rétablir cet état de santé par une évaluation approfondie et des interventions adaptées, que ce soit dans le traitement de maladies ou dans la promotion de la santé.

3. L'Environnement
- L'environnement influence la santé de manière significative. Le concept d'environnement inclut à la fois l'environnement physique (qualité de l'air, hygiène, bruit) et l'environnement social et culturel (famille, travail, culture). Le cadre théorique de Nightingale reste ici pertinent, soulignant l'importance de l'environnement dans la guérison.

4. Les Soins
- Les soins infirmiers reposent sur l'accompagnement du patient dans le rétablissement, la gestion des symptômes ou l'amélioration de sa qualité de vie. Les infirmiers en pratique avancée doivent articuler leurs interventions autour de la compréhension des besoins individuels, en prenant en compte les dimensions biologiques, sociales et psychologiques du patient.

Approches de soins centrées sur le patient

L'un des principes fondamentaux de la pratique avancée est l'approche de soins centrée sur le patient. Cette approche considère le patient comme un partenaire actif dans la gestion de sa santé. Cela inclut la participation du patient aux décisions concernant ses soins, la prise en compte de ses préférences, de son contexte de vie et de ses valeurs.

Les infirmiers en pratique avancée se distinguent par leur capacité à intégrer cette approche, en collaborant avec d'autres professionnels de santé, mais aussi avec le patient et sa famille. Cette approche permet de personnaliser les soins, d'améliorer l'adhésion aux traitements et de renforcer l'autonomie du patient.

Exercice : Mise en situation clinique pour un Infirmier en Pratique Avancée (IPA)

Contexte : Mme Martin, 62 ans, diabétique de type 2, est suivie en soins primaires pour une maladie rénale chronique de stade 3. Elle présente également une hypertension artérielle mal contrôlée et est récemment diagnostiquée avec une dépression modérée. Elle consulte régulièrement son médecin généraliste, mais la gestion de sa maladie devient de plus en plus complexe. Elle est orientée vers un IPA pour un suivi renforcé et une coordination des soins.

Antécédents médicaux :

Diabète de type 2 depuis 8 ans, sous metformine (850 mg deux fois par jour).

Hypertension artérielle non contrôlée, traitement avec lisinopril (20 mg/jour).

Maladie rénale chronique de stade 3 (créatinine : 150 μmol/L).

Dépression diagnostiquée, traitée par un antidépresseur (escitalopram 10 mg/jour).

Hyperlipidémie, sous atorvastatine (20 mg/jour).

Examen clinique :

IMC : 32 (obésité modérée).

Tension artérielle : 150/95 mmHg.

Glycémie à jeun : 1,8 g/L.

HbA1c : 8,7 %.

Mode de vie :

Fume 10 cigarettes par jour.

Ne pratique aucune activité physique régulière.

Régime alimentaire déséquilibré : consommation élevée de sucres et de graisses saturées.

État psychologique :

Rapport de fatigue et de démotivation.

Manque de soutien familial : son époux, bien que présent, travaille à temps plein et ne peut pas l'aider régulièrement.

Sentiments d'anxiété concernant sa santé et sa capacité à gérer ses maladies.

Objectifs de la consultation :

Evaluer la gestion de son diabète et de son hypertension.

Renforcer l'adhésion au traitement et aux recommandations diététiques.

Discuter de l'importance de l'activité physique et de la cessation tabagique.

Étapes de l'intervention de l'IPA :

Évaluation initiale (Consultation clinique)

Mesure des paramètres vitaux (pression artérielle, glycémie, poids).

Entretien approfondi pour comprendre la situation de vie, les préoccupations, et le niveau d'adhésion aux traitements.

Analyse des bilans biologiques récents (créatininémie, glycémie à jeun, HbA1c, etc.).

Diagnostic infirmier

Hypertension mal contrôlée, potentiellement liée à une mauvaise observance du traitement.

Mauvaise gestion de son diabète, impactant la progression de la maladie rénale.

Symptômes dépressifs nuisant à sa motivation pour s'occuper de sa santé.

Planification du projet de soins personnalisé

Éducation thérapeutique : Suivi diététique avec une nutritionniste pour adapter l'alimentation à son diabète et sa maladie rénale.

Révision des traitements : Collaboration avec le médecin généraliste et le néphrologue pour ajuster les doses de médicaments.

Suivi de la dépression : Orientation vers un psychiatre et mise en place de consultations régulières de soutien.

Mise en œuvre et suivi

Suivi régulier : Revues toutes les deux semaines pour surveiller les progrès et ajuster les recommandations.

Coordination interdisciplinaire : Liaison entre les différents professionnels de santé et partage de comptes rendus.

Évaluation des résultats

Après deux mois, amélioration des paramètres de santé : baisse de la pression artérielle (135/85 mmHg), amélioration de l'HbA1c (7,2 %) et de la fonction rénale (créatinine : 140 µmol/L).

Mme Martin signale une meilleure compréhension de ses pathologies et une diminution des symptômes dépressifs grâce à l'intervention du psychiatre.

Elle participe à un groupe de soutien local recommandé par l'IPA et commence à faire de 'exercice physique léger.

Exemple de tableau:

Paradigme	Données à Relever	Rôle de l'infirmier IPA	Exemple clinique
Personne	62 ans, diabète de type 2. maladie rénale chronique, dépression modérée, IMC 32.	Evaluer les besoins individuels et soutenir la motivation.	Comprendre les preoccupations de Mme Martin concernant sa sante et son regime alimentaire.
Santé	Maladie rénale chronique de stade 3, hypertension mal contrôlée, HbA1c de 8,7 %. consommation de tabac.	Suivre les paramètres de santé et ajuster les soins	Discuter de l'impact de l'hypertension et du diabète sur la santé Encourager Mme Martin à arrêter de fumer.
Environnement	Vie seule avec peu de soutien familial, habitudes alimentaires déséquilibrées,	Identifier les facteurs environnementaux influençant la santé.	Proposer des solutions pour améliorer son environnement de vie,
Soins	Traitements antihypertenseurs (lisinopril ajustement nécessaire) et antidiabétiques (metformine. HbA1c élevé).	Proposer des interventions de soins et d'éducation thérapeutique.	Coordonner les soins entre les différents professionnels de santé et éduquer Mme Martin sur sa condition.

Cas clinique 1 : Prise en charge d'un patient diabétique en soins primaires

Contexte : Monsieur L., 56 ans, se présente à la consultation de médecine générale pour son suivi de diabète de type 2. Voici les données cliniques et contextuelles le concernant :

- Antécédents médicaux :
    - Diabète de type 2 depuis 5 ans, sous metformine (500 mg deux fois par jour).
    - Hypertension artérielle sous contrôle (traitement : lisinopril 10 mg/jour).
    - Hyperlipidémie (traitement : atorvastatine 20 mg/jour).
- Examen clinique :
    - IMC : 32 (obésité modérée).
    - Tension artérielle : 130/85 mmHg.
    - Glycémie à jeun : 1,6 g/L.
    - HbA1c : 8,5 %.
- Mode de vie :
    - Fume 10 cigarettes par jour.
    - Ne pratique aucune activité physique régulière.
    - Régime alimentaire déséquilibré : consommation élevée de sucres et de graisses saturées.
- État psychologique :
    - Rapport de fatigue et de démotivation.
    - Manque de soutien familial : son épouse travaille à temps plein et il vit seul la plupart du temps.
    - Sentiments d'anxiété concernant sa santé.
- Objectifs de la consultation :
    - Évaluer la gestion de son diabète et de son hypertension.
    - Renforcer l'adhésion au traitement et aux recommandations diététiques.
    - Discuter de l'importance de l'activité physique.

Objectif de l'exercice :

Utilisez les quatre paradigmes pour analyser cette situation complexe et compléter le tableau suivant.

Paradigme	Définition	Rôle de l'infirmier IPA	Exemple clinique
Personne			
Santé			
Environnement			
Soins			

Situation 2 - Prise en charge d'une patiente atteinte de plusieurs pathologies chroniques en milieu psychiatrique

Contexte : Madame G., 68 ans, est hospitalisée dans un service de psychiatrie pour dépression sévère, avec les antécédents médicaux suivants :

Antécédents médicaux :

Dépression majeure depuis 3 ans, actuellement traitée par antidépresseurs (sertraline 100 mg/jour).

Diabète de type 2, sous metformine, mais avec une observance faible.

Hypertension artérielle non contrôlée (tension à 160/90 mmHg).

Maladie rénale chronique au stade 3.

État psychologique :

Signes de tristesse profonde, retrait social et désespoir.

Manque d'énergie pour s'engager dans des activités quotidiennes.

Mode de vie :

Isolement social : vit seule, peu de contacts avec la famille.

Régime alimentaire inadéquat, riche en sodium et en glucides.

Non-adhésion au traitement médicamenteux pour ses pathologies somatiques.

Objectifs de la prise en charge :

Stabiliser son état mental tout en gérant ses autres pathologies.

Améliorer son adhésion aux traitements pour ses maladies chroniques.

Renforcer le soutien psychologique et social.

Exercice 2 :

En vous basant sur le modèle de soins de Jean Watson, que pourrait proposer un infirmier en pratique avancée (IPA) pour améliorer la prise en charge de Mme G. ?

Que peut proposer l'IPA dans le cadre de la promotion de la santé mentale ?

Quelles interventions spécifiques peut-il mettre en place pour favoriser l'adhésion au traitement ?

Comment l'IPA peut-il créer un environnement propice à la guérison, selon le modèle de Watson ?

Comment établir une relation de confiance et de soutien avec Mme G. pour améliorer sa motivation ?

Réponses à l'Exercice 1

Paradigme	Données à Relever	Rôle de l'infirmier IPA	Exemple clinique
Personne	56 ans, diabète de type 2, IMC 32, sentiment de fatigue, manque de soutien familial.	Évaluer les besoins individuels et soutenir la motivation.	Écouter les préoccupations de Monsieur L. et explorer ses sentiments d'anxiété.
Santé	HbA1c : 8,5 %, hypertension contrôlée, hyperlipidémie.	Suivre les paramètres de santé et ajuster les soins.	Discuter des résultats des examens et des ajustements nécessaires dans le traitement.
Environnement	Vit seul la plupart du temps, épouse travaillant à temps plein, habitudes alimentaires déséquilibrées.	Identifier les facteurs environnementaux influençant la santé.	Aider Monsieur L. à créer un plan de repas équilibré en tenant compte de ses conditions de vie.
Soins	Actuellement sous traitement médicamenteux, fume 10 cigarettes par jour.	Proposer des interventions de soins et d'éducation thérapeutique.	Élaborer un plan d'intervention pour arrêter de fumer et intégrer l'activité physique dans sa routine.

Exercice 2 : Réponses détaillées pour la prise en charge de Madame G. (modèle de Watson)

1. Que peut proposer l'IPA dans le cadre de la promotion de la santé mentale ?

   o Réponse : L'infirmier en pratique avancée (IPA) peut jouer un rôle crucial dans la promotion de la santé mentale en organisant des séances de soutien psychologique individualisées et en groupe. Ces séances peuvent permettre à Madame G. de partager ses émotions, ses préoccupations et d'exprimer ses craintes concernant sa dépression. En utilisant des approches basées sur la communication non violente, l'IPA peut aider à créer un espace sécurisé où Madame G. se sent en confiance pour s'ouvrir. En complément, il pourrait mettre en place des activités de groupe, telles que des ateliers de gestion du stress et de pleine conscience, afin de développer des compétences d'adaptation et de renforcer les liens sociaux. L'intégration de thérapies artistiques, comme la peinture ou l'écriture, pourrait également favoriser son expression personnelle, aidant ainsi Madame G. à canaliser ses émotions d'une manière constructive et créative.

2. Quelles interventions spécifiques peut-il mettre en place pour favoriser l'adhésion au traitement ?

   o Réponse : Pour favoriser l'adhésion au traitement, l'IPA peut créer un plan d'éducation thérapeutique sur mesure, qui inclut des explications détaillées sur l'importance des médicaments prescrits, leurs effets, ainsi que les conséquences d'une mauvaise observance. Il est essentiel que Madame G. soit impliquée dans le processus, en l'encourageant à poser des questions et à exprimer ses préoccupations par rapport au traitement. En collaborant avec elle pour établir des objectifs de santé réalistes et mesurables, l'IPA peut renforcer son engagement. Par exemple, il peut proposer un calendrier de médication interactif, en intégrant des rappels visuels et auditifs pour l'aider à suivre ses prises de médicaments. De plus, des séances de suivi régulières permettront d'évaluer l'efficacité du traitement, d'ajuster les médicaments si nécessaire, et de discuter des éventuels effets secondaires, assurant ainsi un soutien continu.

3. Comment l'IPA peut-il créer un environnement propice à la guérison, selon le modèle de Watson ?

    o Réponse : En accord avec les principes du modèle de soins de Jean Watson, l'IPA doit créer un environnement favorable à la guérison en intégrant des éléments qui favorisent le bien-être émotionnel et physique de Madame G. Cela peut inclure la transformation de l'espace de soin en un lieu calme et serein, en utilisant des couleurs apaisantes, un éclairage doux et une ambiance musicale relaxante. En instaurant des moments de silence et de méditation, l'IPA peut permettre à Madame G. de se reconnecter à elle-même, favorisant ainsi un espace de réflexion et de réconfort. L'IPA peut également intégrer des éléments naturels, comme des plantes d'intérieur ou des fenêtres laissant entrer la lumière naturelle, afin d'améliorer l'environnement sensoriel. Enfin, en favorisant la collaboration entre l'équipe de soins et en impliquant la famille dans le processus de guérison, l'IPA contribue à créer un réseau de soutien solide pour Madame G., essentiel pour son rétablissement.

4. Comment établir une relation de confiance et de soutien avec Mme G. pour améliorer sa motivation ?

    o Réponse : Pour établir une relation de confiance et de soutien avec Madame G., l'IPA doit privilégier une communication empathique et authentique. Cela commence par l'écoute active : prendre le temps de s'asseoir avec elle, de l'écouter sans interruption, de reconnaître ses émotions et de valider ses sentiments de tristesse et de désespoir. L'IPA doit montrer une réelle compréhension de sa situation, en reformulant ses préoccupations pour démontrer qu'il les prend au sérieux. De plus, il peut partager des exemples positifs d'autres patients qui ont surmonté des défis similaires pour inspirer et motiver Madame G. À travers des discussions ouvertes, l'IPA peut également explorer les forces et les ressources internes de Madame G. pour l'aider à définir ses propres objectifs de santé. En établissant un climat de confiance, où Madame G. se sent respectée et valorisée, l'IPA pourra encourager son engagement dans le processus de soin, augmentant ainsi ses chances de succès dans son parcours de guérison.

L'Examen Clinique en Pratique Avancée

L'examen clinique est au cœur de la pratique infirmière avancée.

En tant qu'Infirmier en Pratique Avancée (IPA), la capacité à réaliser un examen clinique complet et systématique est essentielle pour évaluer l'état de santé des patients, établir des diagnostics précis, et élaborer des plans de soins adaptés.

L'examen clinique ne se limite pas à l'observation physique, mais englobe également l'interrogation, l'évaluation des résultats d'examens complémentaires, et le suivi des patients au fil du temps.

La méthode **IPPA** (Inspection, Palpation, Percussion, Auscultation) est une approche systématique utilisée lors de l'examen physique qui guide les IPA dans leur évaluation. L'objectif c'est de fournir une compréhension approfondie de l'examen clinique, de son intérêt, de ses différentes étapes, et de l'importance du suivi et de l'évolution de la condition des patients.

1. Intérêt de l'examen médical

L'examen médical joue un rôle crucial dans la prise en charge des patients pour plusieurs raisons :

- Diagnostic précoce et précis : Un examen clinique minutieux permet de détecter les premiers signes et symptômes d'une pathologie, facilitant ainsi un diagnostic rapide et précis. Cela est essentiel pour initier un traitement efficace et prévenir les complications.
- Suivi de l'évolution de la santé : Des évaluations régulières permettent de surveiller l'évolution des maladies. Elles sont indispensables pour repérer toute détérioration de l'état de santé du patient.
- Planification et ajustement des soins : Les informations obtenues lors de l'examen clinique sont utilisées pour élaborer un plan de soins personnalisé, qui est ensuite ajusté selon l'évolution de l'état de santé du patient.
- Amélioration de la communication interdisciplinaire : Des observations médicales claires et précises facilitent la collaboration entre les différents membres de l'équipe soignante, assurant ainsi une prise en charge cohérente.
- Empowerment du patient : En impliquant le patient dans l'évaluation de sa santé, l'examen clinique favorise son engagement dans le processus de soins et améliore l'observance thérapeutique.

2. Observation médicale

L'observation médicale constitue une étape fondamentale dans l'examen clinique et comprend plusieurs éléments clés :

a. Identité de la personne

Collecter des informations détaillées sur l'identité du patient est essentiel :

- Nom, prénom, âge, sexe, coordonnées, langue parlée, et niveau de littératie en santé, personne de confiance.

b. Motif de consultation

Comprendre clairement la raison de la visite du patient :

- Quels symptômes ou préoccupations le poussent à consulter ?

c. Histoire de la maladie Obtenir une histoire détaillée de la maladie :

- Début des symptômes, évolution, traitements antérieurs, et symptômes associés.

d. Antécédents personnels et familiaux Évaluer les antécédents médicaux du patient :

- Maladies chroniques, interventions passées, maladies héréditaires ou graves dans la famille.

e. Identification des besoins

Identifier les besoins spécifiques du patient :

- Besoins médicaux, psychosociaux et éducatifs.

f. Connaissances et littératie en santé

Évaluer la compréhension du patient concernant sa maladie et ses traitements :

- Connaît-il les traitements ? Est-il capable de prendre des décisions éclairées ?

3. Interrogation

L'interrogation est la première étape de l'observation médicale. Elle permet de recueillir des informations clés sur l'état de santé du patient à travers trois types d'approches :

- Interrogation ouverte : Permet au patient de s'exprimer librement sur ses symptômes et préoccupations.
- Interrogation fermée : Poser des questions spécifiques pour obtenir des réponses précises.
- Interrogation dirigée : Une combinaison des deux, pour orienter la discussion tout en laissant le patient s'exprimer.

Cette phase est cruciale pour établir une relation de confiance et comprendre pleinement le vécu du patient.

4. Examen physique - Méthode IPPA

L'examen physique suit une approche systématique basée sur la méthode IPPA (Inspection, Palpation, Percussion, Auscultation) :

- Inspection : Observer visuellement les signes visibles de maladie.
- Palpation : Utiliser les mains pour examiner certaines zones du corps.
- Percussion : Tapoter certaines zones pour évaluer la présence de liquide ou d'air.
- Auscultation : Écouter les sons internes pour détecter des anomalies au niveau des organes comme les poumons ou le cœur.

Cet examen doit être fait avec rigueur et respect de la dignité du patient.

5. Examens complémentaires

Les examens complémentaires fournissent des informations supplémentaires pour affiner le diagnostic :

- Analyses de laboratoire : Tests sanguins, urinaires, etc. Imagerie médicale :
- Radiographies, échographies, IRM, etc. Tests fonctionnels : Évaluations comme les
- tests de la fonction pulmonaire ou des épreuves d'effort.

6. Suivi et évolution

Le suivi régulier permet de s'assurer que le patient reçoit des soins appropriés :

- Planification des suivis : Établir un calendrier de suivi adapté à l'état de santé du patient.
- Réévaluation : Lors des consultations de suivi, l'état du patient doit être réévalué pour ajuster les soins si nécessaire.
- Adaptation du plan de soins : Ajuster le traitement en fonction de l'évolution clinique du patient.
- Éducation du patient : Informer le patient sur l'importance du suivi et de l'adhésion au traitement pour encourager une meilleure gestion de sa santé.

Conclusion

L'examen clinique est une compétence essentielle pour les Infirmiers en Pratique Avancée (IPA). Il permet une évaluation approfondie de la santé des patients, un diagnostic précis, et l'élaboration de plans de soins adaptés. Grâce à la méthode systématique IPPA, les IPA assurent un suivi rigoureux, optimisent les soins, et favorisent la prise de décision éclairée des patients.

Ethique en santé

L'éthique en santé concerne les valeurs et les principes qui guident les pratiques médicales et les soins de santé. Elle est essentielle pour les IPA, qui sont souvent confrontés à des décisions complexes et des dilemmes éthiques.

I. Concepts clés de l'éthique en santé

1. Définition de l'éthique
    - Étude des valeurs morales qui régissent le comportement humain.
    - Importance de l'éthique dans la prise de décision en santé.

2. Bioéthique
    - Branche de l'éthique qui traite des questions éthiques soulevées par les avancées médicales et biotechnologiques.
    - Comprend des domaines comme l'euthanasie, la procréation assistée et la recherche médicale.

3. Éthique professionnelle
    - Normes et comportements attendus des professionnels de la santé.
    - Codes de déontologie (ex. : Code de déontologie des infirmiers).

II. Principes éthiques fondamentaux

1. Autonomie
    - Respect des décisions et des préférences du patient.
    - Importance du consentement éclairé.

2. Bienfaisance
    - Obligation de faire le bien et d'agir dans l'intérêt du patient. Inclut
    - la promotion de la santé et l'allègement de la souffrance.

3. Non-malfaisance
    - Principe de ne pas nuire au patient. Évaluation des risques
    - et des bénéfices des interventions.

4. Justice
    - Équité dans l'accès aux soins et dans la distribution des ressources de santé.
    - Considération des besoins des populations vulnérables.

III. Défis contemporains en éthique de la santé

1. Technologie et santé
    - Dilemmes liés à l'utilisation des technologies médicales (ex. : intelligence artificielle, génétique).
    - Confidentialité et protection des données des patients.

2. Démographie et vieillissement de la population
    - o Questions éthiques liées aux soins des personnes âgées et aux choix de fin de vie.
    - o Allocation des ressources dans un contexte de rareté.
3. Diversité culturelle et éthique
    - o Respect des croyances et des valeurs culturelles dans les soins de santé.
    - o Communication interculturelle et prise de décision partagée.

V. Conclusion

L'éthique en santé est un domaine complexe et en constante évolution. Pour l'IPA, il est essentiel de rester informé des enjeux éthiques, de développer des compétences en communication et de promouvoir des pratiques éthiques dans tous les aspects des soins.

Cas Clinique

M. Dupont, un patient de 75 ans, a été admis à l'hôpital pour une insuffisance cardiaque sévère. Au cours des dernières années, il a été observé avec une maladie d'Alzheimer à un stade avancé, ce qui a entraîné une perte progressive de ses capacités cognitives. Son épouse, Mme Dupont, a été son aidante principale et est très préoccupée par l'état de santé de son mari.

Historique Médical :

- Antécédents médicaux :
    - Insuffisance cardiaque congestive (diagnostiquée il y a 5 ans).
    - Maladie d'Alzheimer (diagnostiqué il y a 3 ans).
    - Hypertension et diabète de type 2.
- Médicaments actuels :
    - Diurétiques pour l'insuffisance cardiaque.
    - Antihypertenseurs et antidiabétiques.

Situation Actuelle :

À son admission, M. Dupont présente une détresse respiratoire significative et des œdèmes aux membres inférieurs. Après une évaluation, l'équipe médicale conclut qu'une intervention chirurgicale, un pontage coronarien, est nécessaire pour améliorer son état cardiaque. Cependant, l'équipe est préoccupée par sa capacité à comprendre les risques et les bénéfices de l'intervention en raison de sa maladie cognitive avancée.

Discussion avec le Patient :

Lors d'une discussion avec l'équipe médicale, M. Dupont semble confus et ne comprend pas entièrement les implications de l'opération. Il exprime des doutes, déclarés : « Je ne sais pas si je veux me faire opérer. » Cependant, il ne peut pas articuler clairement ses raisons. Sa femme, Mme Dupont, insiste pour que l'opération ait lieu, croyant fermement que cela prolongera la vie de son mari et améliorera sa qualité de vie. Elle exprime des préoccupations quant à la souffrance que son mari pourrait supporter s'il ne se fait pas opérer.

Dilemme Éthique :

L'équipe soignante se trouve face à un dilemme éthique :

- Respecter l'autonomie de M. Dupont, qui a exprimé des doutes sur la chirurgie, ou suivre le désir de sa famille qui pense que l'opération est dans son intérêt.
- Évaluer si l'intervention est bienfaisante dans le contexte de son état de santé général et de ses capacités cognitives.
- Considérer les risques et l'impact de l'intervention sur le bien-être de M. Dupont pour respecter le principe de non-malfaisance.
- Assurer que les décisions prises sont justes et équitables, en tenant compte des besoins de M. Dupont et des désirs de sa famille.

Tableau à remplir

Principes éthiques	Considérations	Arguments / Observations
Autonomie		
Bienfaisance		
Non-malfaisance		
Justice		

Faite une conclusion après avoir rempli le tableau ;

Réponses possibles

Autonomie

- Considérations : La capacité de M. Dupont à prendre des décisions éclairées concernant son traitement est compromis par sa maladie. Cela soulève des questions sur la validité de son consentement. Arguments / Observations : Même si M. Dupont a exprimé des doutes
- sur l'opération, sa capacité cognitive est altérée. Il est essentiel d'évaluer si son consentement est véritablement éclairé. L'équipe devrait également explorer les souhaits de M. Dupont avant sa maladie, ce qui pourrait éclairer sa volonté actuelle.

Bienfaisance

- Considérations : L'intervention chirurgicale peut améliorer la qualité de vie de M. Dupont en soulageant ses symptômes d'insuffisance cardiaque. Cependant, les bénéfices doivent être pesés par rapport aux risques.
- Arguments / Observations : Si l'opération réussit, elle pourrait prolonger sa vie et améliorer son bien-être. Cependant, il faut aussi considérer la douleur et les complications potentielles post-opératoires, surtout dans le cadre de sa maladie neurodégénérative.

Non-malfaisance

- Considérations : L'équipe doit évaluer si l'opération pourrait causer plus de souffrances à M. Dupont, en raison de ses problèmes de santé préexistants et de son état cognitif.
- Arguments / Observations : Il existe un risque de complications chirurgicales. Si l'opération entraîne des douleurs accumulées ou une détérioration de sa qualité de vie, cela contrevient au principe de non-malfaisance. L'équipe doit également considérer si les traitements de soutien (comme des soins palliatifs) pourraient être plus appropriés.

Justice

- Considérations : Ce principe implique l'équité dans les soins et le respect des souhaits du patient, même face à la pression familiale.
- Arguments / Observations : L'équipe médicale doit s'assurer que les décisions sont prises dans l'intérêt de M. Dupont et non uniquement pour apaiser les inquiétudes de sa famille. Cela peut nécessiter une discussion ouverte avec la famille sur les valeurs et les souhaits de M. Dupont, tout en respectant ses droits.

Exemple de conclusion

Après avoir analysé le cas de M. Dupont à travers le prisme des principes éthiques, il est clair que la situation présente des défis considérables.

Bien que M. Dupont ait exprimé des réserves concernant la chirurgie, sa capacité à prendre des décisions éclairées est compromise par sa maladie neurodégénérative. Cela soulève des questions cruciales sur le respect de son autonomie, car il est essentiel de déterminer si ses doutes reprennent véritablement ses désirs profonds ou s'ils sont le résultat de sa confusion.

Du point de vue de la bienfaisance, l'intervention chirurgicale pourrait entraîner une amélioration de sa qualité de vie, mais cela doit être soigneusement pesé par rapport aux risques associés à son état de santé général et à ses capacités de récupération.

Le principe de non-malfaisance impose de considérer si les conséquences de la chirurgie pourraient aggraver sa souffrance ou sa qualité de vie. Enfin, en termes de justice, il est impératif de respecter les souhaits du patient tout en équilibrant les préoccupations de sa famille.

L'équipe soignante doit s'efforcer de prendre une décision éclairée qui privilégie le bien-être de M. Dupont, en intégrant ses valeurs et en engageant une communication transparente avec sa famille.

En résumé, ce cas met en évidence l'importance d'une approche éthique multidimensionnelle dans la prise de décision clinique, où les besoins et les droits du patient sont placés au cœur du processus, tout en tenant compte des préoccupations légitimes de ses proches.

La santé publique

La santé publique est un domaine fondamental pour les Infirmiers en Pratique Avancée (IPA), car elle se situe à l'interface entre les soins cliniques et la gestion de la santé des populations. Les IPA sont amenés à jouer un rôle majeur dans la prévention des maladies, la promotion de la santé et la coordination des soins au sein du système de santé. Ce chapitre explore en profondeur les concepts clés de la santé publique, les politiques de prévention, les structures du système de santé, ainsi que l'impact économique de ces dynamiques, tout en mettant en lumière les chiffres essentiels pour comprendre les enjeux actuels.

1. Définition et Objectifs de la Santé Publique

La santé publique est définie comme l'ensemble des actions collectives mises en place pour améliorer l'état de santé des populations, prévenir les maladies et prolonger l'espérance de vie en bonne santé. Son mais ultime est d'assurer l'accès aux soins et la réduction des inégalités de santé.

Les objectifs principaux de la santé publique sont :

- Promouvoir la santé : Encourager des conditions de vie qui favorisent le bien-être physique, mental et social.
- Prévenir les maladies : Anticiper et agir sur les facteurs de risque (tabagisme, sédentarité, alimentation, etc.).
- Réduire les inégalités sociales et territoriales : Veiller à ce que chaque individu, quel que soit son statut socio-économique ou son lieu de vie, ait accès à des soins de qualité.
- Garantir la sécurité sanitaire : Protéger la population contre les menaces sanitaires (épidémies, risques environnementaux, etc.).

Les IPA sont au cœur de cette dynamique, participant activement à la prévention et à la coordination des soins tout en veillant à l'équité dans l'accès aux services de santé.

2. Les Soins Primaires : Premier Recours et Coordination des Soins

Les soins primaires, qui incluent les soins de premier recours, représentent un pilier central dans l'organisation des soins. Selon la définition du Ministère de la Santé (2016), ils sont « la porte d'entrée dans le système de santé » et permettent d'assurer des soins de proximité accessibles à tous, continus et intégrés. Pour les IPA, les soins primaires se caractérisent par plusieurs missions :

- Accessibilité : Garantir que l'ensemble de la population, y compris les plus vulnérables, accède aux soins de manière rapide et efficace.
- Coordination : Collaborer avec d'autres professionnels de santé pour assurer un parcours de soin fluide et cohérent pour les patients.
- Continuité des soins : Les IPA doivent veiller à ce que les patients, notamment ceux souffrant de maladies chroniques, bénéficient d'un suivi régulier, notamment ainsi que les ruptures de soins.

Les soins primaires sont également structurants, car ils organisent la suite du parcours de santé des patients en les orientant, si nécessaire, vers des soins plus spécialisés.

3. La Consommation de Soins et de Biens Médicaux (CSBM) : Une Analyse Économique

La Consommation de Soins et de Biens Médicaux (CSBM) est un indicateur central pour comprendre les dépenses de santé en France. En 2021, la CSBM s'élève à 226,7 milliards d'euros, représentant environ 9,1 % du PIB, soit environ 3 350 € par habitant. Cette dépense inclut :

- Soins hospitaliers : Premier poste de dépense, représentant 46 % de la CSBM.
- Soins de ville : Médecins, dentistes, auxiliaires médicaux, laboratoires et autres professionnels de santé non hospitaliers (27 % de la CSBM).
- Médicaments : Représentent 17 % des dépenses totales.
- Autres biens médicaux : Optique, prothèses, dispositifs médicaux, etc.
- Transports de malades : Environ 2 % de la CSBM.

Le rôle de l'IPA dans la réduction des coûts de santé est crucial, en particulier grâce à la prévention des hospitalisations et à la gestion optimisée des patients atteints de maladies chroniques.

4. Le Financement du Système de Santé

Le financement du système de santé repose principalement sur les contributions sociales et les impôts, notamment la Contribution Sociale Généralisée (CSG). En 2022, les cotisations sociales ont représenté 49 % des recettes des régimes de base de la sécurité sociale. Ce modèle de financement assure que l'ensemble de la population bénéficie d'une couverture universelle, quelle que soit sa catégorie socio-professionnelle.

Le système est également réglementé par les Lois de Financement de la Sécurité Sociale (LFSS), qui fixent chaque année des objectifs de dépenses pour les soins de ville, les soins hospitaliers et le secteur médico-social. Les IPA ont un rôle à jouer dans le respect de ces objectifs en optimisant la prise en charge des patients et en limitant le recours excessif aux soins coûteux, notamment les hospitalisations évitables.

5. La Prévention en Santé Publique

La prévention est un axe prioritaire de la santé publique et vise à éviter l'apparition, le développement ou l'aggravation des maladies. Elle se divise en trois niveaux :

- Prévention primaire : Vise à prévenir l'apparition des maladies par des actions telles que la vaccination, la promotion de l'activité physique ou la lutte contre le tabagisme.
- Prévention secondaire : Ciblée sur le dépistage précoce des maladies (ex : dépistage des cancers).
- Prévention tertiaire : Réduit les complications et les récidives chez les patients atteints de maladies chroniques.

En 2018, la dépense attribuée à la prévention était estimée à 6,1 milliards d'euros, représentant une part relativement faible de la dépense globale de santé. Il est donc crucial que les IPA intègrent des actions de prévention dans leur pratique quotidienne, notamment en sensibilisant les patients aux comportements à risque et en mettant en place des actions éducatives adaptées.

6. Promotion de la Santé et de l'Éducation Thérapeutique

La promotion de la santé, telle que définie par l'OMS, consiste à fournir aux individus et aux communautés les moyens de maîtriser leur propre santé. Les IPA sont en première ligne pour promouvoir des comportements de santé positifs, notamment par l'éducation thérapeutique, qui permet aux patients, en particulier à ceux atteints de maladies chroniques, de mieux gérer leur état.

L'éducation thérapeutique du patient (ETP) est un processus structuré qui vise à accompagner les patients dans l'acquisition des compétences nécessaires pour gérer leur maladie au quotidien. Cela inclut :

- L'apprentissage des comportements favorables à la santé. La gestion des
- traitements médicamenteux. La prise en compte des aspects
- psychologiques et sociaux de la maladie.

L'ETP est une composante essentielle des soins infirmiers en pratique avancée, car elle permet de renforcer l'autonomie des patients et d'améliorer leur qualité de vie tout en limitant le recours aux soins urgents ou hospitaliers.

7. L'Émergence de la e-Santé et de la Télémédecine

La télémédecine et la e-santé sont des outils en pleine expansion qui permettent d'améliorer l'accès aux soins, notamment dans les zones rurales ou pour les patients à mobilité réduite. La télémédecine comprend des pratiques telles que la téléconsultation, la téléexpertise et la télésurveillance.

En France, les programmes comme ETAPES (Expérimentations de Télémédecine pour l'Amélioration des Parcours en Santé) ont permis de développer ces pratiques, qui sont maintenant intégrées dans le droit commun depuis la LFSS 2018. Les IPA, en utilisant ces outils, peuvent assurer un suivi continu des patients et améliorer la coordination des soins tout en précisant les coûts liés aux déplacements et aux hospitalisations.

Conclusion

La santé publique, dans ses dimensions de prévention, de promotion de la santé et d'organisation des soins, est un pilier central des missions des Infirmiers en Pratique Avancée. Grâce à leur formation et leur positionnement au plus près des patients, les IPA jouent un rôle clé dans l'amélioration de l'accès aux soins, la réduction des inégalités et la gestion des maladies chroniques. Ils sont également en première ligne pour promouvoir l'éducation thérapeutique, intégrer les nouvelles technologies de la santé, et contribuer à la maîtrise des dépenses de santé. En investissant dans ces compétences, les IPA participent activement à la construction d'un système de santé plus équitable, plus efficace, et plus accessible.

Questions

1. Quelle est la définition de la santé publique ?

2. Quels sont les principaux objectifs de la santé publique ?

3. Comment les Infirmiers en Pratique Avancée (IPA) contribuent-ils à la réduction des inégalités de santé ?

4. Quels sont les trois niveaux de prévention en santé publique ?

5. Quelle proportion de la Consommation de Soins et de Biens Médicaux (CSBM) est représentée par les soins hospitaliers ?

6. Quel rôle joue l'éducation thérapeutique dans la pratique des IPA ?

7. Quelles sont les principales sources de financement du système de santé en France ?

8. Comment les soins primaires améliorent-ils l'accès aux soins ?

9. Quel pourcentage des dépenses de santé en France était attribué à la prévention en 2018 ?

10. Quel est l'objectif principal de la télémédecine et de la e-santé ?

11. Comment les IPA participent-ils à la promotion de la santé ?

12. Quel est l'impact de la gestion des maladies chroniques sur les coûts de santé ?

Réponses

1. La santé publique est l'ensemble des actions collectives mises en place pour améliorer l'état de santé des populations, prévenir les maladies et prolonger l'espérance de vie en bonne santé.

2. Les principaux objectifs de la santé publique sont : promouvoir la santé, prévenir les maladies, réduire les inégalités sociales et territoriales, et garantir la sécurité sanitaire.

3. Les IPA contribuent à la réduction des inégalités de santé en veillant à ce que chaque individu ait accès à des soins de qualité, modifiant de son statut socio-économique ou de son lieu de vie.

4. Les trois niveaux de prévention en santé publique sont : prévention primaire, prévention secondaire et prévention tertiaire.

5. Les soins hospitaliers représentent 46 % de la Consommation de Soins et de Biens Médicaux (CSBM).

6. L'éducation thérapeutique permet aux patients de mieux gérer leur maladie, en acquérant les compétences nécessaires pour prendre en charge leur état au quotidien.

7. Les principales sources de financement du système de santé en France sont les cotisations sociales et les impôts, notamment la Contribution Sociale Généralisée (CSG).

8. Les soins primaires améliorent l'accès aux soins en garantissant que toute la population puisse bénéficier de soins de proximité, continus et intégrés.

9. En 2018, la dépense attribuée à la prévention était estimée à 6,1 milliards d'euros, ce qui représente une part relativement faible de la dépense globale de santé.

10. L'objectif principal de la télémédecine et de la e-santé est d'améliorer l'accès aux soins, notamment dans les zones rurales ou pour les patients à mobilité réduite.

11. Les IPA participent à la promotion de la santé en sensibilisant les patients aux comportements de santé positifs et en mettant en place des actions éducatives adaptées.

12. La gestion des maladies chroniques par les IPA contribue à réduire les coûts de santé en provoquant les hospitalisations évitables et en optimisant le suivi des patients.

Partie II
SÉMIOLOGIE CLINIQUE PAR APPAREILS

Sémiologie Cardiovasculaire

La cardiologie est une discipline clé en médecine, axée sur la compréhension, le diagnostic et la prise en charge des maladies cardiovasculaires, qui sont la principale cause de morbidité et mortalité dans le monde. En tant qu'Infirmier en Pratique Avancée (IPA), il est essentiel d'avoir une connaissance approfondie des signes cliniques, des facteurs de risque, des normes de santé, des pathologies courantes, et des techniques d'examen. Cette connaissance permet une évaluation clinique efficace et une prise en charge optimale des patients.

1. Signes Fonctionnels Cardiovasculaires

Douleur Thoracique et le Système PIED La douleur thoracique est un symptôme clé en cardiologie. Son évaluation doit inclure le système
PIED pour orienter le diagnostic :

- Péricardite :
    - Caractéristiques : Douleur aiguë, exacerbée par la position couchée, soulagée en s'asseyant ou en se penchant en avant.
    - Signes associés : Friction péricardique à l'auscultation.

- Ischémie (Angine de poitrine) :
    - Caractéristiques : Douleur sous-sternale, irradiant vers le bras gauche, la mâchoire ou le dos, souvent déclenchée par l'effort.
    - Durée : Moins de 15 minutes, soulagée par le repos ou la nitroglycérine.

- Embolie pulmonaire :
    - Caractéristiques : Douleur thoracique pleurétique, souvent aiguë, dyspnée soudaine.
    - Signes associés : Toux avec sang, tachypnée.

- Dissection aortique :
    - Caractéristiques : Douleur thoracique intense et déchirante, irradiant vers le dos.
    - Signes associés : Différence de pression entre les membres supérieurs.

2. Facteurs de Risque Cardiovasculaires

Non Modifiables
Âge : Risque accru avec l'âge (hommes > 45 ans, femmes > 55 ans).
Sexe : Les hommes sont généralement plus à risque.
Antécédents familiaux : Antécédents de maladies cardiovasculaires dans la famille.

Modifiables
Hypertension Artérielle (HTA) :
Une pression artérielle élevée est un facteur de risque majeur.
Diabète : Le diabète de type 2 est un facteur de risque significatif.
Dyslipidémie : Niveaux anormaux de lipides dans le sang (cholestérol élevé).

Tabagisme : Contribue à l'athérosclérose et aux maladies coronariennes. Obésité : IMC supérieur à 30 augmente le risque cardiovasculaire. Sédentarité : Un mode de vie inactif est un facteur de risque. Stress : Peut exacerber d'autres facteurs de risque.

3. Normes de Santé

Catégorie	Valeurs normales	Intervalle
Hypertension Artérielle (HTA)		
Normale	PAS < 120 mmHg et PAD < 80 mmHg	
Préhypertension	PAS 120-139 mmHg ou PAD 80-89 mmHg	
Hypertension stade 1	PAS 140-159 mmHg ou PAD 90-99 mmHg	
Hypertension stade 2	PAS ≥ 160 mmHg ou PAD ≥ 100 mmHg	
Gaz du Sang (Arterial Blood Gas - ABG)		
pH		7.35 - 7.45
$PaCO_2$		35 - 45 mmHg
PaO_2		75 - 100 mmHg
HCO_3^-		22 - 26 mEq/L
SaO_2 (Saturation en oxygène)		95% - 100%
Rythme cardiaque (Heart Rate)		60 - 100 battements par minute (bpm)

4. Pathologies Cardiaques
Tableau des Pathologies Cardiaques

Pathologie	Description	Symptômes	Complications	Douleur Ressentie	Bruits à l'Auscultation
Hypertension Artérielle (HTA)	Élèvement persistant de la pression artérielle.	Souvent asymptomatique, maux de tête, vertiges.	Maladie coronarienne, AVC, insuffisance cardiaque.	En général, asymptomatique ; douleurs de tête possibles.	Normal, mais possible souffle au niveau des carotides en cas d'athérosclérose.
Insuffisance Cardiaque	Incapacité du cœur à pomper suffisamment de sang.	Dyspnée, fatigue, œdème.	Accumulation de liquides, hospitalisation.	Rarement douloureuse, peut être associée à des douleurs thoraciques.	Bruit de galop (B3) en cas de surcharge volume. Souffle systolique dans les valvulopathies associées.
Coronopathie	Maladie des artères coronaires due à l'athérosclérose.	Angine de poitrine, dyspnée.	Infarctus du myocarde.	Douleur thoracique compressive, souvent déclenchée par l'effort.	Souffle de friction péricardique si péricardite associée.
Dissection Aortique	Déchirure de la paroi aortique.	Douleur thoracique aiguë et déchirante, hypotension.	Rupture aortique, tamponnade cardiaque.	Douleur thoracique aiguë, irradiant dans le dos.	Souffle diastolique possible en cas d'insuffisance aortique secondaire.
Arythmies	Troubles du rythme cardiaque.	Palpitations, vertiges, douleurs thoraciques.	AVC, insuffisance cardiaque.	Palpitations, douleur thoracique variable.	Bruits irréguliers, absence de bruits de cœur réguliers, parfois galop.
Valvulopathies	Anomalies des valves cardiaques.	Souffle cardiaque, dyspnée.	Insuffisance cardiaque, endocardite.	Douleur thoracique liée à un effort.	Souffles systoliques ou diastoliques selon la valve touchée (ex. souffle mitral régurgitant).
Péricardite	Inflammation du péricarde.	Douleur thoracique, dyspnée, fièvre.	Tamponnade cardiaque, constriction péricardique.	Douleur thoracique aiguë, souvent améliorée en position assise et penchée en avant.	Souffle de friction péricardique, audible à l'auscultation.

5. Déroulement de l'Examen Cardiaque par un

IPA 5.1 Inspection

- Apparence générale : Noter des signes de cyanose, pâleur ou détresse respiratoire. Position :
- Observer si le patient est en position de repos, orthopnée, ou en position fœtale.

5.2 Palpation

- Pulsations : Palpation des pouls (carotidien, radial, fémoral, poplité, tibial postérieur, pédieux).
- Choc de pointe : Localiser le choc de pointe (normalement à la 5ème EIC gauche, ligne médio-claviculaire).

5.3 Percussion

- Limites cardiaques : Percussion pour évaluer l'hypertrophie du cœur et les limites du cœur.

5.4 Auscultation

- Bruits cardiaques : Écoute des bruits cardiaques (B1, B2) et identification de souffles.
- Bruits pulmonaires : Évaluer la présence de râles ou de crépitements.

5.5 Aires de Consultation

- Aire aortique : 2ème espace intercostal droit. Aire pulmonaire : 2ème espace intercostal gauche. Aire tricuspide : 4ème espace intercostal gauche. Aire mitrale : 5ème espace intercostal gauche, ligne médio-claviculaire.

5.6 Prise de Tension Artérielle

1. Installer le patient confortablement en position assise ou couchée. 2. Placer le brassard autour du bras, au-dessus du coude, à hauteur du cœur. 3. Gonfler le brassard à 20-30 mmHg au-dessus de la pression systolique estimée. 4. Décompresser lentement le brassard tout en écoutant avec un stéthoscope les premiers bruits (systolique - PAS) et le dernier bruit (diastolique - PAD).
5. Noter les valeurs et vérifier des mesures répétées si nécessaire.

6. Bruits Anormaux Cardiaques

Types de Bruits

- Souffle Systolique : Souvent associé à des problèmes valvulaires (sténose ou régurgitation).
- Souffle Diastolique : Indique une insuffisance valvulaire ou une sténose aortique.
- B3 (Galop) : Indique un remplissage rapide du ventricule, souvent associé à une insuffisance cardiaque.
- B4 (Galop) : Signe d'une hypertension artérielle ou d'une hypertrophie ventriculaire, associé à une contraction auriculaire.

7. Principe de l'ECG

L'ECG est un test qui enregistre l'activité électrique du cœur. Il permet de détecter des anomalies du rythme cardiaque, des troubles de conduction et des signes d'ischémie myocardique.

ECG à 12 Dérivations

- Dérivations standards : I, II, III, aVR, aVL, aVF.
- Dérivations précordiales : V1 à V6.
- Analyse :
    - Rythme : Évaluer le rythme cardiaque (sinusal, fibrillation, etc.).

- Segments ST : Rechercher des élévations ou des dépressions, signes d'ischémie.
- Ondes T : Analyser leur morphologie et leur position.

- Ondes et segments :
  - Onde P : Représente la dépolarisation des oreillettes. Complexe QRS :
  - Représente la dépolarisation des ventricules. Une durée supérieure à 0,12 seconde peut indiquer un bloc de conduction.
  - Onde T : Représente la repolarisation des ventricules.

- Rythme Cardiaque :
  - Rythme Sinusal Normal : Onde P présente et suivie d'un complexe QRS. La fréquence cardiaque normale est de 60 à 100 battements par minute.
  - Anomalies du Rythme : Flutter auriculaire, fibrillation auriculaire, tachycardie ventriculaire.

ECG à 16 Dérivations

- Ajoute des dérivations supplémentaires pour une meilleure analyse régionale du cœur.
- Permet de détecter des anomalies spécifiques dans certaines zones non visibles sur l'ECG standard.

La Syncope : Causes et Prise en Charge

Définition La syncope est une perte de connaissance brutale et transitoire, liée à une diminution temporaire
de la perfusion cérébrale globale. Elle s'accompagne d'une récupération spontanée et complète. La syncope peut être bénigne ou révélatrice d'une pathologie cardiaque sous-jacente, parfois grave.

Physiopathologie

La syncope survient lorsque le débit sanguin cérébral est insuffisant pour maintenir la conscience. Plusieurs mécanismes peuvent être en cause :

- Chute du débit cardiaque (troubles du rythme, obstruction cardiaque).
- Dysrégulation vasculaire (réflexes vasovagaux, hypotension orthostatique).
- Diminution du retour veineux.

Types de syncope

1. Syncope réflexe (vasovagale) :
   - Mécanisme : Réflexe anormal du système nerveux autonome entraînant une vasodilatation excessive et/ou une bradycardie.
   - Déclencheurs : Stress, douleur, vue du sang, position debout prolongée.

- o Caractéristiques : Survenue progressive avec prodromes (malaise, nausées, sueurs).

2. Syncope cardiaque :
    - o Mécanisme : Due à une baisse brutale du débit cardiaque.
    - o Causes : Troubles du rythme (tachycardie ventriculaire, bradycardie sévère), obstruction (sténose aortique, myocardiopathie obstructive), ou infarctus.
    - o Caractéristiques : Survenue soudaine, souvent sans prodromes, avec un risque de récidive et de mortalité élevée.

3. Syncope orthostatique :
    - o Mécanisme : Hypotension orthostatique due à une incapacité à maintenir la tension artérielle en position debout.
    - o Causes : Médicaments

Question

Comment mesure-t-on la pression artérielle ?

1. Par auscultation du pouls radial
2. En position allongée
3. Aux deux bras
4. Après 30 minutes de repos
5. Avec un bras à la hauteur du cœur

Quelles sont les caractéristiques de la dissection aortique ?

1. Intense, à type de déchirement
2. Aiguë, prolongée
3. Intense, à type de brûlure
4. Irradiant dans le dos, migratrice, descendant vers les lombes

Concernant les bruits du cœur :

1. Le bruit B1 correspond à l'ouverture des valves mitrale et tricuspide.
2. Le bruit B2 correspond à la fermeture des valves aortique et pulmonaire.
3. L'intervalle B1-B2 est le plus long, il correspond à la systole.
4. L'intervalle B1-B2 est le plus court, il correspond à la diastole.
5. Le bruit B1 est maximal au niveau des valves mitrale et tricuspide.

Quels sont les signes cliniques de la péricardite ?

1. Signes d'insuffisance cardiaque droite : suspecter une tamponnade
2. Aboulie du pouls pédieux
3. Frottement péricardique, souvent associé à une tachycardie
4. Assourdissement des bruits du cœur

Quelles sont les aires d'auscultation cardiaque ?

1. Susclaviculaire
2. Rétrocardiaque
3. 5ème espace intercostal gauche
4. Xyphoïde
5. 2ème espace intercostal droit

Une douleur thoracique peut évoquer :

1. Un pneumothorax
2. Une angine de poitrine
3. Une hernie hiatale
4. Une dissection aortique
5. Un spasme œsophagien

Quels sont les foyers d'auscultation cardiaque ?

1. Mitral
2. Pulmonaire
3. Tricuspidien
4. Carotidien
5. Sinusal

Quels symptômes évoquent une anomalie cardiaque ?

1. Palpitations
2. Dyspnée
3. Perte de connaissance
4. Convulsions
5. Douleur thoracique

Une syncope peut être due à :

1. Un bloc auriculo-ventriculaire du premier degré
2. Une tachycardie ventriculaire
3. Une embolie pulmonaire
4. Un bloc auriculo-ventriculaire du troisième degré
5. Une tachycardie jonctionnelle

Quels sont les facteurs de risque cardiovasculaire à rechercher lors de l'interrogatoire ?

1. Goutte
2. Surpoids
3. Antécédents d'infarctus
4. Hypertension artérielle
5. Hyperlipidémie

Sur les gaz du sang :

1. Une hypercapnie est définie par une PaCO2 supérieure à 45 mmHg.
2. Une hypoxémie est définie par une PaO2 inférieure à 80 mmHg.
3. Peuvent montrer une acidose.
4. Se font par ponction artérielle (et non veineuse).
5. Peuvent montrer une alcalose.

Quels sont les signes cliniques de la dissection aortique ?

1. Déficit neurologique
2. Asymétrie tensionnelle (différence > 20 mmHg)
3. Abolition d'un pouls ou asymétrie des pouls
4. Œdème périphérique
5. Souffle d'insuffisance aortique

Cas Clinique

Présentation du Patient

- Nom : Monsieur Dupont
- Âge : 65 ans
- Antécédents Médicaux :
    - Hypertension artérielle mal contrôlée. Histoire
    - familiale de maladies cardiovasculaires. Aucune
    - allergie connue.

Motif de Consultation Monsieur Dupont se présente aux urgences avec les symptômes suivants :

- Douleur thoracique : Début brutal, décrite comme une douleur déchirante, irradiant vers le dos.
- Symptômes associés : Essoufflement, anxiété, nausées.

Examen Clinique

- Signes Vitaux :
    - Tension artérielle : 180/110 mmHg
    - Fréquence cardiaque : 100 bpm
    - Fréquence respiratoire : 24/min
    - Saturation en O2 : 96% (à l'air ambiant)

Examen Physique

- Auscultation Cardiaque :
    - Bruits cardiaques réguliers sans souffle audible.
    - Surveillance attentive pour détecter tout bruit anormal, en particulier la présence d'un souffle diastolique ou d'un bruit de galop.
- Évaluation des Pulsations :
    - Pulsations asymétriques des membres supérieurs (différences de tension artérielle entre les bras).
    - Palpation de la région abdominale, recherche de masses pulsatives.

Signes Cliniques de ?

- Douleur : Douleur thoracique aiguë et déchirante, souvent décrite comme « comme un coup de poignard ».
- Difficultés respiratoires : Essoufflement en raison de l'implication pulmonaire ou de la douleur.
- Signes neurologiques : Parfois des troubles de la conscience ou des déficits neurologiques.

Examen Complémentaire Principal

- Tomodensitométrie (TDM) thoracique avec injection de produit de contraste : Cet examen est le plus souvent utilisé pour confirmer le diagnostic de dissection aortique. Il permet de visualiser la dissection et d'évaluer son étendue.

Surveillance

- Surveillance des signes vitaux : Suivre la tension artérielle, la fréquence cardiaque et la saturation en oxygène.
- Surveillance des symptômes : Évaluer régulièrement l'intensité de la douleur, l'apparition de nouveaux symptômes (troubles neurologiques, altération de l'état général).
- Surveillance de l'état hémodynamique : Observation des signes de choc hypovolémique (pulsations faibles, pâleur, agitation).
- Évaluation de l'efficacité des interventions : Suivre la réponse au traitement antihypertenseur (si administré) et l'évolution des symptômes.

Questions sur le Rôle de l'IPA

1. Quelle est la pathologie cardiovasculaire dans notre situation ?

2. Quels signes cliniques l'IPA doit-il rechercher pour suspecter cette pathologie chez Monsieur Dupont ?

3. Quels bruits anormaux peut entendre l'IPA à l'auscultation ?

4. Quelles sont les principales interventions de surveillance que l'IPA doit effectuer pour ce patient ?

Réponses QCM

1. Comment mesurer-t-on la pression artérielle ?

Réponses correctes :

- Avec un soutien-gorge à la hauteur du cœur
- Aux deux bras

Justification :
La mesure de la pression artérielle se fait avec le soutien-gorge placé à la hauteur du cœur pour garantir une lecture précise. Il est recommandé de prendre la pression aux deux bras pour détecter d'éventuelles différences significatives (supérieures à 15 mmHg), qui pourraient indiquer des pathologies vasculaires.

2. Quelles sont les caractéristiques de la dissection aortique ?

Réponses correctes :

- Intense, à type de déchirure
- Irradiant dans le dos, migratrice, descendante vers les lombes

Justification :
La dissection aortique provoque une douleur très intense, souvent décrite comme un "déchirement". Elle peut irradier dans le dos et migrer vers les lombes à mesure que la dissection progresse le long de l'aorte. Ce type de douleur est très spécifique de cette pathologie grave.

3. Concernant les bruits du cœur :

Réponse correcte :

- Le bruit B2 correspond à la fermeture des valves aortique et pulmonaire.

Justification :

- Le bruit B1 correspond à la fermeture des valves mitrale et tricuspide (pas à leur ouverture).
- B2 correspond à la fermeture des valves aortique et pulmonaire.
- L'intervalle B1-B2 est court et correspond à la systole, contrairement à ce qui est parfois confondu.
- B1 est maximale à l'auscultation des valvules mitrale et tricuspide, mais cela concerne leur fermeture, et non leur ouverture.

4. Quels sont les signes cliniques de la péricardite ?

Réponses correctes :

- Signes d'insuffisance cardiaque droite : suspecter une tamponnade
- Frottement péricardique, souvent associé à une tachycardie

- Assourdissement des bruits du cœur

Justification :
Le frottement péricardique est un signe caractéristique de la péricardite. Si la péricardite s'accompagne d'un épanchement important, elle peut évoluer vers une tamponnade cardiaque, qui provoque des signes d'insuffisance cardiaque droite. Les bruits du cœur peuvent être assurés en présence de liquide dans le péricarde.

5. Quelles sont les aires d'auscultation cardiaque ?

Réponses correctes :

- 5ème espace intercostal gauche
- 2ème espace intercostal droit
- Région xyphoïde

Justification :
Les principales aires d'auscultation cardiaque sont :

- 5ème espace intercostal gauche : auscultation de la valve mitrale.
- 2ème espace intercostal droit : auscultation de la valve aortique.
- Région xyphoïde : auscultation de la valve tricuspide.

6. Une douleur thoracique peut évoquer :

Réponses correctes :

- Un pneumothorax
- Une angine de poitrine
- Une dissection aortique
- Un spasme œsophagien

Justification :
Plusieurs pathologies peuvent causer des douleurs thoraciques. Parmi celles-ci :

- Un pneumothorax (douleur brutale avec dyspnée),
- Une angine de poitrine (douleur constrictive en rapport avec une ischémie myocardique),
- Une dissection aortique (douleur déchirante migrante),
- Un spasme œsophagien, pouvant mimer des douleurs cardiaques.

7. Les foyers d'auscultation cardiaques sont :

Réponses correctes :

- Mitral
- Pulmonaire
- Tricuspidien

Justification :
Les foyers d'auscultation cardiaques correspondant aux valves :

- Mitrale : 5ème espace intercostal gauche.
- Pulmonaire : 2ème espace intercostal gauche.
- Tricuspidien : région xyphoïde.
  Les options « sinusale » et « carotidienne » ne sont pas des foyers cardiaques classiques.

8. Quels symptômes évoquent une anomalie cardiaque ?

Réponses correctes :

- Palpitations
- Dyspnée
- Perte de connaissance
- Douleur thoracique

Justification :
Les anomalies cardiaques peuvent se manifester par divers symptômes comme des palpitations (troubles du rythme), une dyspnée (insuffisance cardiaque), des pertes de connaissance (troubles du rythme graves ou syncope), et des douleurs thoraciques (ischémie myocardique).

9. Une syncope peut être due à :

Réponses correctes :

- Une tachycardie ventriculaire
- Une embolie pulmonaire
- Un bloc auriculo-ventriculaire du 3ème degré

Justification :
Une syncope peut survenir à cause d'un trouble du rythme (ex. tachycardie ventriculaire), d'une embolie pulmonaire sévère, ou d'un bloc auriculo-ventriculaire complet (3ème degré), qui ralentit drastiquement la conduction cardiaque. Le bloc auriculo-ventriculaire du premier degré est souvent asymptomatique et ne provoque pas de syncope.

10. Quels sont les facteurs de risques cardiovasculaires à rechercher à l'interrogatoire ?

Réponses correctes :

- Surpoids Antécédents
- d'infarctus Hypertension
- artérielle Hyperlipidémie
-

Justification :
Les principaux facteurs de risque cardiovasculaire comprennent le surpoids , les symptômes d'infarctus , l' hypertension artérielle et l' hyperlipidémie . La goutte peut être associée à des facteurs de risque cardiovasculaire, mais elle n'est pas un facteur de risque direct en soi.

11. Sur les gaz du sang :

Réponses correctes :

- Une hypercapnie est définie par une PaCO2 supérieure à 45 mmHg
- Une hypoxémie est définie par une PaO2 inférieure à 80 mmHg
- Peuvent montrer une acidose
- Peuvent montrer une alcalose

Justification :
Les gaz du sang artériel permettent de mesurer la PaO2 et la PaCO2. Une hypercapnie se définit par une PaCO2 > 45 mmHg, et une hypoxémie par une PaO2 < 80 mmHg. Ils peuvent également révéler des déséquilibres acido-basiques tels qu'une acidose ou une alcalose . Il est important de préciser que les gaz du sang se réalisent par ponction artérielle , et non veineuse.

12. Quels sont les signes cliniques de la dissection aortique ?

Réponses correctes :

- Déficit neurologique
- Asymétrie tensionnelle (différence > 20 mmHg)
- Abolition d'un pouls ou asymétrie des pouls
- Souffle d'insuffisance aortique

Justification :
La dissection aortique peut entraîner une asymétrie de tensionnelle entre les bras (> 20 mmHg), une abolition d'un pouls ou une asymétrie des pouls. Elle peut également provoquer un souffle d'insuffisance aortique si la dissection touche la valve aortique, et parfois un déficit neurologique en cas de perturbation de la circulation sanguine.

Réponses cas clinique

1. Quelle est la pathologie cardiovasculaire dans notre situation ?
   Réponse : La pathologie cardiovasculaire suspectée est une dissection aortique. Cette condition se caractérise par une déchirure de la paroi aortique, entraînant la formation d'un faux lumen qui peut provoquer des complications graves.

2. Quels signes cliniques l'IPA doit-il rechercher pour suspecter cette pathologie chez Monsieur Dupont ?
   Réponse : L'IPA doit rechercher les signes cliniques suivants :
   - Douleur thoracique : Aiguë, déchirante, décrite comme "un coup de poignard", souvent irradiant vers le dos.
   - Essoufflement : Difficulté à respirer qui peut être liée à la douleur ou à une atteinte pulmonaire.
   - Symptômes associés : Anxiété, nausées, et éventuellement des signes neurologiques (troubles de la conscience ou déficits neurologiques).
   - Signes vitaux anormaux : Tension artérielle élevée (HTA), fréquence cardiaque augmentée, et une éventuelle asymétrie des pulsations entre les membres supérieurs.

3. Quels bruits anormaux peut entendre l'IPA à l'auscultation ?
   Réponse : Lors de l'auscultation, l'IPA doit être attentif aux éléments suivants :
   - Absence de souffles cardiaques : Dans une dissection aortique, il peut ne pas y avoir de souffle audible, mais une attention doit être portée à tout souffle diastolique pouvant indiquer une insuffisance aortique si la dissection implique la valve aortique.
   - Bruit de galop : Si l'insuffisance cardiaque se développe, un bruit de galop (B3) peut être présent.
   - Pulsations asymétriques : La palpation des pouls peut révéler des différences significatives entre les membres supérieurs, ce qui peut être un signe de déviation de l'aorte.

4. Quelles sont les principales interventions de surveillance que l'IPA doit effectuer pour ce patient ?
   Réponse : Les interventions de surveillance que l'IPA doit effectuer comprennent :
   - Surveillance des signes vitaux : Mesurer régulièrement la tension artérielle, la fréquence cardiaque et la saturation en oxygène pour détecter tout changement.
   - Surveillance de la douleur : Évaluer régulièrement l'intensité de la douleur thoracique et l'apparition de nouveaux symptômes.
   - Surveillance de l'état hémodynamique : Observer les signes de choc hypovolémique, tels que des pulsations faibles, une pâleur, une agitation ou une altération de l'état général. Évaluation de l'efficacité des interventions : Suivre la réponse au traitement
   - antihypertenseur (si administré) et l'évolution des symptômes, en s'assurant que le patient est stabilisé.

Sémiologie Respiratoire

Le système respiratoire est essentiel pour assurer l'échange d'oxygène et de dioxyde de carbone entre l'organisme et l'environnement. Les pathologies respiratoires peuvent affecter la capacité de cet échange et se manifester par des symptômes comme la dyspnée, la toux, ou des douleurs thoraciques.

1. Pathologies Respiratoires : Signes Cliniques, Bruits à l'Auscultation et Sémiologie

Pathologie	Signes Cliniques	Bruits à l'auscultation	Description des Bruits
Asthme	- Dyspnée paroxystique (souvent nocturne ou post-effort) - Toux sèche ou productive - Oppression thoracique	- Sibilantes prédominantes à l'expiration - Silence auscultatoire en cas de crise sévère	Sons aigus et continus dus à la constriction bronchique, parfois silence auscultatoire dans les crises graves
Bronchite chronique	- Toux matinaux productifs - Expectorations fréquentes - Dyspnée d'effort	- Ronchus (sons graves) - Râles bronchique	Sons graves et continus liés aux sécrétions bronchiques Sons aigus dus à la diminution du calibre des bronches
(BPCO) ou Fibrose/insuffisance cardiaque /pneumopathie	- Dyspnée progressive - Exacerbations fréquentes - Thorax en distension (forme emphysémateuse)	- Ronchus et sibilants - Murmure vésiculaire diminué	Bruits graves et sons continus liés à l'obstruction des voies aériennes Réduction du murmure vésiculaire
Pneumonie	- Fièvre élevée - Toux productif - Douleur thoracique - Expectorations purulentes	- Souffle tubaire	Sons discontinus, fins, en fin d'inspiration, signe d'infiltration ou d'infection pulmonaire Souffle grossier à l'inspiration
Œdème pulmonaire	- Dyspnée aiguë - Orthopnée (dyspnée en décubitus) - Expectorations mousseuses - Cyanose	- Crépitants bilatéraux aux bases, en début d'inspiration - Ronchus	Sons discontinus indiquant la présence de liquide dans les alvéoles

Pathologie	Signes Cliniques	Bruits à l'auscultation	Description des Bruits
Pneumothorax	- Douleur thoracique brutale - Dyspnée brutale - Hémithorax distendu	- Abolition du murmure vésiculaire - Tympanisme à la percussion	Absence de fils respiratoires due à la compression pulmonaire
Pleurésie	- Douleur thoracique - Dyspnée augmentée par la position couchée - Toux sèche	- Frottements pleuraux - Souffle pleurétique - Matité à la percussion	Sons rugueux dus au frottement des feuillets pleuraux lors de la respiration Réduction des vibrations vocales
Embolie pulmonaire	- Dyspnée brutale - Douleur thoracique pleurale - Tachycardie, hémoptysie	- Auscultation souvent normale, parfois crépitants et infarctus pulmonaire	Auscultation normale sauf en cas de complication associée (infarctus, pneumopathie)
Cancer du poumon	- Toux persistante - Hémoptysie - Amaigrissement, fatigue	- Crépitants - Souffle tubaire si tumeur obstructive	Fils indiquant une altération du parenchyme pulmonaire

2. Sémiologie Respiratoire

2.1. Dyspnée

La dyspnée est définie comme une « sensation déplaisante de difficulté respiratoire ». Elle peut être aiguë ou chronique, et son évaluation doit être systématique pour bien cerner sa gravité et son origine.

- Types de dyspnée :
    - Dyspnée à l'effort : souvent observée dans la bronchite chronique, la MPOC.
    - Dyspnée nocturne : Suggestive d'asthme ou d'insuffisance cardiaque.
    - Orthopnée : Dyspnée en position couchée, enregistrée dans l'œdème pulmonaire.
    - Platypnée : Dyspnée en position assise, souvent associée à un shunt cardiaque.
- Échelles d'évaluation :
    - Échelle de la NYHA pour évaluer la dyspnée à l'effort (stades I à IV).
    - Échelle de Borg : Quantification subjective de la gêne respiratoire lors d'un effort.

2.2. Toux

La toux est l'un des symptômes les plus courants des maladies respiratoires. Il est important d'en évaluer les caractéristiques pour en déterminer l'origine :

- Toux sèches : Asthme, reflux gastro-œsophagien, pleurésie.
- Toux productives : Infections pulmonaires (pneumonie, bronchite), BPCO.
- Sur une infection : bruit de sous crépitant.

Les attentes doivent également être enregistrées :

- Aspect : Mousseux (œdème pulmonaire), purulent (infection bactérienne), hémoptoïque (cancer du poumon).
- Quantité et fréquence : Expectorations matinales fréquentes dans la bronchite chronique.

2.3. Douleur thoracique

- Douleur pleurétique : Survient lors de l'inspiration profonde, fréquente en cas de pleurésie ou d'embolie pulmonaire.
- Douleur thoracique brutale : Fréquente dans le pneumothorax, elle est accentuée par les mouvements respiratoires.

3. Auscultation

L'auscultation pulmonaire permet de détecter des anomalies des fils respiratoires. Elle est cruciale pour diagnostiquer et suivre les pathologies respiratoires.

4. Percussion

La percussion permet de distinguer les zones normales des zones pathologiques en fonction de la sonorité produite.

Type de Son	Description	Pathologies associées
Matité	Son mat, indiquant la présence de liquide ou de tissu solide	Pleurésie, pneumonie, atélectasie
Tympanisme	Son clair, indiquant la présence d'air	Pneumothorax, emphysème

Le rôle de l'infirmier en pratique avancée (IPA) est central dans la prise en charge de ces pathologies. L'IPA peut :

L'infirmier en pratique avancée (IPA) effectue une évaluation clinique approfondie, qui comprend un interrogatoire détaillé et un examen physique complet, notamment l'auscultation et la percussion, afin de diagnostiquer et de suivre les pathologies respiratoires. Il est habilité à prescrire des examens complémentaires comme la radiographie thoracique, la spirométrie ou les gaz du sang, ainsi que des traitements en respectant les protocoles en vigueur.

En plus de ces responsabilités, l'IPA coordonne les soins et assure un suivi à long terme des patients atteints de maladies respiratoires chroniques, garantissant ainsi une prise en charge continue et adaptée. Il joue également un rôle essentiel dans l'éducation du patient, notamment en l'accompagnant dans l'utilisation correcte des dispositifs médicaux tels que les inhalateurs et l'oxygénothérapie, et en promouvant la prévention à travers des actions comme le sevrage tabagique et la vaccination.

Exercice 1

	Infection	Fibrose/Insuffisance respiratoire	Surinfection (BPCO)	Pneumopathie interstitielle	Asthme	Pleurésie
Râles bronchiques	☐	☐	☐	☐	☐	☐
Sibilants	☐	☐	☐	☐	☐	☐
Crépitants	☐	☐	☐	☐	☐	☐
Sous crépitants	☐	☐	☐	☐	☐	☐
Frottement pleural	☐	☐	☐	☐	☐	☐
Souffle tubaire	☐	☐	☐	☐	☐	☐

Histoire de la Maladie de Monsieur Dupont

Monsieur Dupont, un homme de 62 ans, consulte en raison d'une fièvre persistante associée à un toux productif et un essoufflement croissant depuis environ une semaine. Il présente des symptômes de bronchite chronique et est un fumeur de longue date, ayant consommé environ 35 paquets-années. Il est également suivi pour de l'hypertension, bien contrôlé par son traitement habituel.

Il y a environ une semaine, Monsieur Dupont a ressenti les premiers symptômes de malaise général et de fatigue inhabituels, accompagnés d'une montée progressive de la température corporelle. Sa température a augmenté progressivement pour atteindre environ 39°C, et la fièvre est persistante depuis lors, malgré une hydratation et la prise occasionnelle de paracétamol.

Très rapidement, il a développé une toux productive avec des expectorations jaunâtres et épaisses. La toux est devenue plus fréquente au fil des jours, particulièrement la nuit, et s'accompagne maintenant d'un essoufflement notable, même lors d'efforts légers comme se lever ou marcher dans son domicile. Monsieur Dupont signale également une douleur thoracique localisée du côté droit, surtout lorsqu'il prend de grandes inspirations. Cette douleur, qu'il décrit comme une sensation de lourdeur ou d'oppression, est intermittente mais gênante, augmentant chaque fois qu'il tosse ou respire profondément.

En plus de ces symptômes, Monsieur Dupont rapporte des sueurs nocturnes intenses, le réveillant régulièrement, ainsi qu'une sensation de faiblesse générale et une diminution de l'appétit. Il n'a jamais eu de tels symptômes dans le passé, bien qu'il soit habitué à une légère toux matinale liée à sa bronchite chronique et à son tabagisme.

L'aggravation de son état et la persistance de la fièvre l'ont amené à consulter, craignant une infection plus grave en raison de l'intensité de ses symptômes et de son essoufflement anormal.

Question cas clinique

Étape 1 : Anamnèse et Interrogatoire

L'IPA commence par interroger Monsieur Dupont pour recueillir les informations clés.

Questions à poser et réponses attendues :

1. "Quels sont vos symptômes principaux ?"
2. "Depuis combien de temps ressentez-vous ces symptômes ?"
3. "Avez-vous des douleurs thoraciques ? Si oui, pouvez-vous les décrire ?"
4. "Avez-vous des respiratoires ou d'autres habitudes comme le tabagisme ?"
5. "Avez-vous remarqué d'autres symptômes comme de la fatigue, des sueurs nocturnes ou une perte d'appétit ?"

Étape 2 : Examen physique

L'IPA procède ensuite à l'examen physique pour vérifier les signes de la pathologie suspectée.

Signes physiques relevés :

Respiration :

Question : Quelle est la fréquence respiratoire de Monsieur Dupont, et est-elle normale ?

Saturation en oxygène :

Question : Quelle est la saturation en oxygène et que signifie-t-elle ? Fréquence cardiaque :

Question : Quelle est la fréquence cardiaque de Monsieur Dupont, et que peut-elle indiquer ?

Cyanose et fatigue :

Question : Voyez-vous des signes de cyanose ou de fatigue ?

Étape 3 : Auscultation Pulmonaire

L'IPA procède ensuite à l'auscultation pulmonaire, étape cruciale pour identifier les sons respiratoires.

Bruits retrouvés à l'auscultation sur un souffle tubulaire :

Question : Quelle bruit retrouvés à l'inspiration ?

Surveillance :

Question : Quels signes de complications surveiller ?

Étape 4 : Éducation et Prévention

Questions pour l'éducation du patient :

Sevrage tabagique :

Question : Pourquoi est-il important de recommander un sevrage tabagique ?

Correction

	Infection	Fibrose/in...	Surinfectio...	Pneumopa...	Asthme	Pleurésie
Râles bronchiques	☐	☐	☑	☐	☐	☐
Sibilants	☐	☐	☐	☐	☑	☐
Crépitants	☐	☑	☐	☐	☐	☐
Sous crépitants	☑	☐	☐	☐	☐	☐
Frottement pleural	☐	☐	☐	☐	☐	☑
Souffle tubaire	☐	☐	☐	☑	☐	☐

Questions à poser et réponses attendues :

1. "Quels sont vos symptômes principaux ?"
    - o Réponse attendue : Monsieur Dupont rapporte une fièvre persistante à 39°C, un toux productif avec des expectorations jaunâtres, et une sensation d'essoufflement croissante.

2. "Depuis combien de temps ressentez-vous ces symptômes ?"
    - o Réponse attendue : "Depuis environ une semaine."

3. "Avez-vous des douleurs thoraciques ? Si oui, pouvez-vous les décrire ?"
    - o Réponse attendue : Monsieur Dupont décrit une douleur thoracique à droite qui augmente lorsqu'il respire profondément , suggérant une douleur pleurale.

4. "Pouvez-vous décrire la nature de votre toux ? Est-elle sèche ou productive ?"
    - o Réponse attendue : "Ma toux est productif , avec des crachats jaunâtres."

5. "Avez-vous des respiratoires ou d'autres habitudes comme le tabagisme ?"
    - o Réponse attendue : Monsieur Dupont mentionne qu'il est fumeur depuis plus de 30 ans et qu'il présente souvent une toux matinale chronique liée à sa bronchite chronique.

6. "Avez-vous remarqué d'autres symptômes comme de la fatigue, des sueurs nocturnes ou une perte d'appétit ?"
    - Réponse attendue : Monsieur Dupont confirme qu'il se sent fatigué qu'il transpire la nuit et qu'il a moins d'appétit.

Étape 2 : Examen physique

L'IPA procède ensuite à l'examen physique pour vérifier les signes de la pathologie suspectée.

Signes physiques relevés :

1. Respiration :
    - Question : Quelle est la fréquence respiratoire de Monsieur Dupont, et est-elle normale ?
    - Observation : Il présente une tachypnée avec une fréquence de 24 cycles par minute, ce qui indique une difficulté respiratoire.

2. Saturation en oxygène :
    - Question : Quelle est la saturation en oxygène et que signifie-t-elle ?
    - Observation : Sa saturation est de 91 % à l'air ambiant, ce qui montre une hypoxémie légère souvent présente dans les infections pulmonaires.

3. Fréquence cardiaque :
    - Question : Quelle est la fréquence cardiaque de Monsieur Dupont, et que peut-elle indiquer ?
    - Observation : Il présente une tachycardie légère à 95 battements par minute, une réponse courante à l'inflammation systémique ou à l'infection.

4. Cyanose et fatigue :
    - Question : Voyez-vous des signes de cyanose ou de fatigue ?
    - Observation : Oui, Monsieur Dupont a les lèvres légèrement cyanosées et des signes de fatigue générale.

Étape 3 : Auscultation Pulmonaire

L'IPA procède ensuite à l'auscultation pulmonaire, étape cruciale pour identifier les sons respiratoires caractéristiques de la pneumonie.

- Bruits retrouvés à l'auscultation :Question : Question : Quelle bruit retrouvés à l'inspiration ?
1. Observation : Des crépitants en fin d'inspiration sont présents au lobe inférieur droit. Les crépitants sont des bruits fins et discontinus qui indiquent une accumulation de liquide dans les alvéoles, souvent présents en cas d'infection pulmonaire.

1. Surveillance :
    - Question : Quels signes de complications surveiller ?

- o Réponse attendue : Surveiller l'aggravation de la dyspnée, la persistance de la fièvre et une saturation en oxygène en baisse.

Étape 4 : Éducation et Prévention

Questions pour l'éducation du patient :

1. Sevrage tabagique :
   - o Question : Pourquoi est-il important de recommander un sevrage tabagique ?
   - o Réponse attendue : Le tabagisme aggrave les infections pulmonaires et augmente les risques de complications respiratoires chroniques.

Sémiologie Neurologique

La sémiologie neurologique est un domaine fondamental pour les Infirmiers en Pratique Avancée (IPA). Elle permet de diagnostiquer et d'orienter les prises en charge des patients présentant des troubles du système nerveux. Une maîtrise des syndromes neurologiques, des ataxies et des examens cliniques est cruciale pour la réussite des examens et des compétences en pratique clinique.

1. Syndrome pyramidal

Le syndrome pyramidal est une atteinte du faisceau cortico-spinal, responsable des mouvements volontaires.
Signes cliniques :
- Déficit moteur : Faiblesse musculaire ou paralysie, surtout aux membres.
- Hypertonie spastique : Résistance accumulée à l'étirement passif des muscles.
- Réflexes exagérés : Signe de Babinski (extension du gros orteil), clonus du pied (trépidation épileptoïde), réflexes ostéo-tendineux vifs et polycinétiques.

Cas particulier : Paralysie faciale centrale
- Effacement du pli naso-génien, asymétrie du sourire, mais préservation des mouvements automatiques.
- Dissociation automatique-volontaire : Incapacité à effectuer certains mouvements sur commande, mais les mouvements spontanés sont préservés.

2. Syndrome extra-pyramidal

Le syndrome extra-pyramidal résultant d'une atteinte des ganglions de la base, souvent observé dans des maladies comme la maladie de Parkinson. Signes cliniques :

- Tremblements de repos : Lents, survenant au repos, souvent asymétriques.
- Akinésie : Lenteur ou difficulté à initier les mouvements.
- Rigidité : Résistance aux mouvements passifs imposés par l'examinateur.

Point clé à retenir : Le tremblement de repos et la rigidité sont caractéristiques de ce syndrome, en particulier dans la maladie de Parkinson.

3. Syndrome cérébelleux et ataxies

Le syndrome cérébelleux est lié à une atteinte du cervelet, responsable de la coordination des mouvements.
Signes cliniques :
- Ataxie : Désorganisation des mouvements, particulièrement visibles lors de la marche (démarche ébrieuse) avec un élargissement du polygone de sustentation.
- Tremblement d'action : Survient lors de mouvements volontaires (épreuve du doigt-nez).
- Hypermétrie : Le patient dépasse la cible en exécution des mouvements, indiquant un défaut de coordination.
- Dyschronométrie : Difficulté à synchroniser les mouvements dans le temps.

Ataxies à connaître :

- Ataxie cérébelleuse : Troubles de la marche et de la coordination fine (doigt-nez, talon-genou).
- Ataxie proprioceptive : Due à une atteinte des voies sensibles profondes, exacerbée par la fermeture des yeux (signe de Romberg positif).

Point clé à retenir : L'ataxie est un signe de dysfonctionnement du cervelet ou des voies proprioceptives. Elle se manifeste par une perte de coordination dans la marche et les mouvements fins.

4. Syndrome méningé

Le syndrome méningé est souvent provoqué par une inflammation des méninges (ex : méningite), et représente une urgence médicale. Signes cliniques :

- Céphalées intenses : Diffuses, souvent accompagnées de vomissements en jet.
- Raideur de nuque : Douloureuse et limitant la flexion de la tête. Photophobie et
- phonophobie : Hypersensibilité à la lumière et au bruit.

Signes spécifiques :
- Signe de Kernig : Douleur lors de la flexion de la cuisse sur le bassin. Signe de Brudzinski :
- Flexion involontaire des genoux et des hanches lors de la flexion de la tête.

Point clé à retenir : En cas de syndrome méningé, l'urgence médicale impose une prise en charge rapide pour éviter des complications neurologiques graves.

5. Syndrome neurogène périphérique

Syndrome neurogène périphérique

Le syndrome neurogène périphérique se produit lorsque les nerfs périphériques sont endommagés. Cela touche deux aspects principaux :

1. La motricité : la capacité de mouvement des muscles.
2. La sensibilité : la capacité à percevoir les sensations telles que le toucher, la douleur et la température.

Système nerveux périphérique (SNP)

Le système nerveux périphérique (SNP) est la partie du système nerveux qui se trouve en dehors du cerveau et de la moelle épinière (qui forment le système nerveux central ou SNC). Le SNP est composé de deux types de nerfs principaux :

- Nerfs moteurs : Ces nerfs transmettent des signaux du cerveau et de la moelle épinière vers les muscles, permettant ainsi le mouvement.
- Nerfs sensibles : Ces nerfs transportent les informations sensorielles (comme le toucher, la douleur et la température) depuis différentes parties du corps vers le SNC.

Atteinte motrice : Lésion des neurones moteurs inférieurs

Une atteinte motrice dans le SNP se réfère à un problème avec les neurones moteurs inférieurs, également appelés 2ème motoneurone. Ces neurones jouent un rôle crucial dans la transmission des ordres du SNC aux muscles. Les effets d'une lésion de ces neurones peuvent inclure :

- Faiblesse musculaire : Les muscles ne se contractent pas normalement en raison d'un manque de signaux nerveux.
- Paralysie flasque : Une perte de tonus musculaire qui diffère de la paralysie spastique (qui est liée au SNC).
- Atrophie musculaire : Diminution de la taille des muscles en raison de l'absence de stimulation.
- Fasciculations : Contractions involontaires des fibres musculaires touchées.

Atteinte sensible : Lésion des nerfs sensibles

Une atteinte sensible concerne les nerfs sensibles qui véhiculent des informations sensorielles du corps vers le SNC. Les symptômes associés à une atteinte des nerfs sensibles peuvent comprendre :

- Perte de sensibilité : Diminution ou absence de perception de stimuli tels que le toucher, la
- douleur ou la température dans la zone touchée. Douleur neuropathique : Une douleur
- intense souvent décrite comme des brûlures ou des picotements, résultant de l'irritation ou de la lésion d'un nerf. Paresthésies : Sensations anormales comme des fourmillements ou des engourdissements.

Nerfs crâniens

Les nerfs crâniens sont des nerfs qui émergent directement du cerveau et sont responsables de diverses fonctions sensorielles et motrices. Voici les 12 nerfs crâniens :
1. Nerf olfactif (I) : Responsable de l'odorat.
2. Nerf optique (II) : Responsable de la vision.
3. Nerf oculomoteur (III) : Contrôle les mouvements des yeux.
4. Nerf trochléaire (IV) : Également impliqué dans les mouvements oculaires.
5. Nerf trijumeau (V) : Responsable de la sensibilité du visage et des mouvements de mastication.
6. Nerf abducens (VI) : Contrôler le mouvement latéral de l'œil.
7. Nerf facial (VII) : Contrôle les muscles du visage et les sensations gustatives.
8. Nerf vestibulocochléaire (VIII) : Implicité dans l'audition et l'équilibre.
9. Nerf glossopharyngien (IX) : Implicité dans la déglutition et la sensation dans la gorge.
10. Nerf vague (X) : Contrôle diverses fonctions autonomes dans le corps.
11. Accessoire Nerf (XI) : Contrôle certains muscles du cou et de l'épaule.
12. Nerf hypoglosse (XII) : Contrôle les mouvements de la langue.

Nerfs IX, X et XI : Ils sont également impliqués dans la motricité de la gorge et peuvent entraîner des troubles de la déglutition si touchés.

Signes cliniques

Les signes cliniques d'une atteinte des nerfs périphériques incluent :

Déficit moteur : Faiblesse musculaire accompagnée d'atrophie musculaire.

Hypotonie : Diminution du tonus musculaire, avec des réflexes diminués ou absents.
- Troubles sensibles : Cela peut inclure une anesthésie (absence de sensation) ou une
- hypoesthésie (diminution de la sensibilité), des paresthésies (fourmillements) et des
- douleurs neuropathiques (brûlures).

Point clé

Les troubles sensibles, associés à une diminution des réflexes et à une faiblesse musculaire, indiquent souvent une atteinte des nerfs périphériques.

6. Syndrome myasthénique

Le syndrome myasthénique est une maladie de la jonction neuromusculaire, se manifestant par une faiblesse musculaire fluctuante. Signes cliniques :

- Fatigabilité musculaire : Les muscles se fatiguent rapidement à l'effort et récupèrent au
- repos. Ptosis et diplopie : Faiblesse des muscles oculaires, conduisant à une chute de la
- paupière et à une vision double. Déficit moteur pur : Pas de troubles sensibles ou d'amyotrophie

Signes de gravité : respiration, déglutition Point clé à retenir : La fatigabilité musculaire est le signe distinctif de la myasthénie. Elle est particulièrement visible lors des efforts répétés.

7. Migraine

La migraine est une céphalée primaire caractérisée par des crises récurrentes, souvent accompagnées de symptômes neurologiques.
Signes cliniques :
- Céphalées pulsatiles : Généralement unilatérales, d'intensité modérée à sévère.
- Aura : Peut précéder la douleur, comprenant des symptômes visuels (scotomes, éclairs lumineux) ou sensoriels.
- Symptômes associés : Nausées, vomissements, photophobie, phonophobie.

Point clé à retenir : La migraine peut être déclenchée par des facteurs tels que le stress, certains aliments ou les changements hormonaux. Une bonne gestion passe par l'identification des déclencheurs et, si nécessaire, un traitement prophylactique.

Critères diagnostiques de la migraine sans aura (code 1.1 de l'ICHD-3).

A	Au moins cinq crises répondant aux critères B-D
B	Crises de céphalées durant 4 à 72 heures (si non traitées ou inefficacement traitées)
C	Céphalées ayant au moins deux des quatre caractéristiques suivantes : 1. topographie unilatérale 2. type pulsatile 3. intensité modérée ou sévère 4. aggravée par ou entraînant l'évitement des activités physiques de routine (marcher, monter les escaliers)
D	Durant la céphalée, au moins l'un des suivants : 1. nausée et/ou vomissements 2. photophobie et phonophobie
E	N'est pas mieux expliquée par un autre diagnostic de l'ICHD-3

Critères diagnostiques de la migraine avec aura typique (code 1.2.1 de l'ICHD-3).

A	Au moins deux crises répondant aux critères B et C
B	Aura comprenant des troubles visuels, sensitifs et/ou de la parole ou du langage, tous entièrement réversibles, mais pas de symptôme moteur, basilaire ou rétinien
C	Au moins trois des six caractéristiques suivantes : 1. au moins un symptôme de l'aura se développe progressivement en ≥ 5 minutes 2. deux ou plusieurs symptômes de l'aura surviennent successivement 3. chaque symptôme de l'aura dure 5 à 60 minutes 4. au moins un symptôme de l'aura est unilatéral 5. au moins un symptôme est positif 6. l'aura est accompagnée, ou suivie dans les 60 minutes, par une céphalée
D	N'est pas mieux expliqué par un autre diagnostic de l'ICHD-3 et un accident ischémique transitoire a été exclu

8. Épilepsie

L'épilepsie est un trouble neurologique chronique caractérisé par des crises récurrentes dues à une activité électrique anormale du cerveau. Types de crises :

- Crises focales : Impliquent une zone spécifique du cerveau, pouvant entraîner des
- symptômes variés (mouvements involontaires, sensations anormales). Crises généralisées : Affectent tout le cerveau, avec des manifestations telles que les convulsions tonico-cloniques.

Signes cliniques :
- Aura : Sensations prémonitoires pouvant précéder une crise.
- Postictal : État de confusion ou de fatigue après une crise.

Point clé à retenir : Le diagnostic d'épilepsie repose sur l'observation des crises, l'EEG, et parfois l'imagerie cérébrale. Le traitement peut inclure des médicaments antiépileptiques et des mesures de sécurité pour prévenir les blessures lors des crises.

Évaluation clinique et diagnostique neurologique

Un bon examen neurologique est essentiel pour diagnostiquer les différentes atteintes du système nerveux. Il repose sur l'évaluation des fonctions motrices, sensibles, réflexes et cérébelleuses.

Points clés de l'examen :

1. Examen moteur :

- Test de la force musculaire avec l'échelle MRC (Medical Research Council) :

    De 0 (paralysie totale) à 5 (force musculaire normale).

- Recherche d'une hypertonie (rigidité) ou d'une hypotonie (faiblesse musculaire).

2. L'échelle de MRC (Medical Research Council) est utilisée pour évaluer la force musculaire. Voici un tableau simple représentant les grades de l'échelle de MRC :

Grade	Description
0 1 2 3	Aucune contraction musculaire détectable
4 5	Contraction musculaire visible, mais pas de mouvement
	Mouvement possible, mais seulement lorsque la gravité est éliminée
	Mouvement possible contre la gravité, mais pas de résistance supplémentaire
	Mouvement possible contre une certaine résistance
	Force normale (mouvement possible contre une résistance maximale)

3. Examen des réflexes :

- Recherche de réflexes ostéo-tendineux (ROT), classés de 0 (absents) à 4 (très vifs).
- Signes pathologiques : signe de Babinski (extension anormale du gros orteil), clonus.

4. Examen sensible :
- Sensibilité superficielle (tact, douleur, température) et profonde (vibration, proprioception).
- Tests de discrimination de la sensibilité : épreuve de Romberg, test des vibrations avec un diapason.

5. Examen cérébelleux :
- Coordination motrice : épreuve du doigt-nez, talon-genou. Démarche et équilibre :
- élargissement du polygone de sustentation, test de la marche.

Point clé à retenir : Un examen neurologique complet doit évaluer de manière systématique la motricité, les réflexes, la sensibilité et la coordination afin de détecter toute anomalie neurologique.

Conclusion ;
La sémiologie neurologique est une compétence essentielle pour les IPA. Les étudiants doivent maîtriser les syndromes neurologiques majeurs, ainsi que les examens cliniques associés, pour poser des diagnostics précis et efficaces. Une attention particulière doit être portée aux urgences, comme les syndromes méningés ou les AVC. En s'appuyant sur une bonne pratique clinique, vous serez en mesure de réussir votre année en IPA et d'assurer une prise en charge optimale des patients.

Question

1. Une crise d'épilepsie peut-elle se manifester par :
    - Une perte de conscience
    - Des mouvements anormaux
    - Des hallucinations visuelles
    - Un coma persistant Une
    - hémiplégie

2. Un syndrome pyramidal peut-il comprendre :
    - Une hémiplégie
    - Une paraplégie
    - Des réflexes ostéotendineux abolis
    - Un signe de Babinski
    - Une hypertension spastique

3. Un syndrome cérébelleux comprend-il :
    - Une hypotonie
    - Une ataxie est majeure à la fermeture des yeux
    - Une dysphonie
    - Une dysmétrie
    - Une dyschronométrie

4. Quels critères sont exacts pour le diagnostic de la classification CHD-3 des migraines sans aura :
    - Nausées ou vomissements
    - Au moins 5 crises migraineuses
    - Céphalées durant 4 à 72 heures hors traitement
    - Photophobie
    - Topographie unilatérale, pulsatile, aggravée par l'activité physique

5. Devant une crise convulsive généralisée, faut-il :
    - Contenir les convulsions
    - Noter l'heure des débuts
    - Mettre en position latérale de sécurité dès que possible
    - Hospitaliser exclusivement
    - Protéger la langue

6. Quelles sont les caractéristiques du syndrome cérébelleux :
    - Hypotonie musculaire
    - Troubles de la coordination motrice
    - Dysmétrie et dyschronométrie
    - Dysarthrie (voix scandée et explosive)
    - Tremblements et dyskinésies

7. Quelle est la définition d'une syncope :
    - Perte de conscience prolongée avec déficit moteur Altération soudaine de
    - la conscience avec récupération rapide Convulsions répétées avec perte
    - de conscience Perte de conscience avec amnésie globale Avec des
    - manifestations telles que les convulsions tonico-cloniques.
    -

8. Quelles sont les caractéristiques du syndrome neurogène périphérique :
    - Déficit moteur
    - Fonte musculaire (amyotrophie)
    - Abolition des réflexes tendineux
    - Hypertonie
    - Crampes / fasciculations

9. Quels sont les éléments à considérer lors d'un examen neurologique :
    - Vigilance et orientation
    - Marche et posture
    - Parole et langage
    - Mouvements anormaux involontaires
    - Fonctions végétatives

10. Sur quels éléments doit-on suspecter une hémorragie méningée devant une céphalée :
    - Caractère pulsatile
    - Début rapidement progressif
    - Début brutal
    - Variation de la céphalée durant la journée
    - Syndrome méningé

11. L'examen neurologique chez un patient avec une myasthénie peut-il retrouver :
    - Des troubles du langage
    - Des troubles de la déglutition
    - Des troubles de l'audition
    - Des troubles vésico-sphinctériens
    - Un ptosis à bascule (signe pathognomonique)

12. Parmi ces critères cliniques, qui orientent vers le diagnostic de migraine :
    - Céphalée pulsatile
    - Aggravation par les activités physiques
    - Larmoiement et congestion nasale
    - Céphalées durant 3 heures
    - Nausées ou vomissements

Cas Clinique

Contexte : Monsieur A., 55 ans, est vu en consultation suite à une faiblesse progressive de la jambe droite, qui l'empêche de marcher correctement. Il rapporte que cette faiblesse a commencé il y a environ 3 mois et s'aggrave progressivement. Il a du mal à monter les escaliers et trébuche fréquemment. Aucun épisode de douleur, de perte de sensibilité ou de traumatisme récent n'est rapporté. Il n'a pas de pathologies neurologiques connues dans ses familiales.

Antécédents :

- Hypertension artérielle sous contrôle. Cholesterolémie
- légèrement élevée. Non-fumeur, sans antécédent particulier de
- diabète ou d'AVC.

Examen clinique : L'examen neurologique montre une faiblesse localisée à la jambe droite. Vous effectuez une
évaluation de la force musculaire en utilisant l'échelle de MRC (Medical Research Council) pour évaluer la force musculaire. Évaluation de la force musculaire :

- Flexion de la hanche droite : Mouvement possible contre la gravité, mais pas contre une résistance supplémentaire.
- Extension du genou droit : Mouvement contre la gravité, mais avec une force limitée contre une résistance modérée.
- Flexion plantaire du pied droit : Mouvement contre la gravité uniquement, sans résistance supplémentaire.

Questions posées au patient :

1. Quand avez-vous remarqué les premiers symptômes ?

    o Le patient signale que les premiers signes de faiblesse sont apparus il y a environ 3 mois, progressivement.

2. Avez-vous ressenti une douleur ou une perte de sensation dans la jambe droite ?

    o Le patient indique qu'il n'a pas ressenti de douleur ni de perte de sensibilité.

3. Avez-vous des difficultés à effectuer des mouvements particuliers, comme marcher, courir, ou monter des escaliers ?

    o Oui, il a des difficultés à monter les escaliers et trébuche fréquemment.

4. Ces symptômes sont-ils constants ou fluctuants-ils au cours de la journée ?

    o La faiblesse est constante mais semble s'aggraver avec le temps.

Examen complémentaire réalisé : Vous effectuez une évaluation de la sensibilité et des réflexes ostéo-tendineux :

- Sensibilité : Normale dans les membres inférieurs. Réflexes
- ostéo-tendineux : Réflexes diminués à la jambe droite.

Hypothèse diagnostique : Le patient semble présenter une faiblesse motrice isolée de la jambe droite, sans atteinte sensible
ou réflexe significatif.

Questions pour l'IPA :

1. Comment classeriez-vous la force musculaire de Monsieur A. en utilisant l'échelle MRC ? 2. Quels autres éléments de l'examen clinique doivent-vous compléter pour confirmer une atteinte neurogène périphérique ?
3. Quelles questions poseriez-vous pour explorer d'autres pathologies possibles ou des pertinentes ?
4. Comment procéderiez-vous à un examen neurologique complet, en tenant compte des résultats obtenus ?

Voici la correction du QCM

1. Une crise d'épilepsie peut-elle se manifester par :

    o Une perte de conscience ? Oui. Les crises généralisées tonico-cloniques, par exemple, entraînent souvent une perte de conscience.
    o Des mouvements anormaux ? Oui. Les convulsions, mouvements involontaires répétitifs, sont fréquents lors des crises généralisées.
    o Des hallucinations visuelles ? Oui. Lors de crises focales, des hallucinations sensorielles, comme visuelles, peuvent survivre.
    o Un coma persistant ? Non. Le coma persistant n'est pas un signe typique d'une crise épileptique. Il peut y avoir une confusion post-ictale mais pas de coma prolongé. Une hémiplégie ? Non. L'épilepsie ne provoque pas d'hémiplégie, mais il existe un
    o phénomène appelé paralysie de Todd qui peut survivre après une crise et ressembler à une faiblesse temporaire.

2. Un syndrome pyramidal peut-il comprendre :

    o Une hémiplégie ? Oui. L'hémiplégie (paralysie d'un côté du corps) est fréquente dans les atteintes du faisceau pyramidal.
    o Une paraplégie ? Oui. Si l'atteinte est localisée à un niveau médullaire bas, cela peut provoquer une paraplégie (paralysie des membres inférieurs).
    o Des réflexes ostéotendineux abolis ? Non. Le syndrome pyramidal entraîne des réflexes exagérés, non aboli.
    o Un signe de Babinski ? Oui. Le signe de Babinski, caractérisé par une extension dorsale du gros orteil, est un signe clé.
    o Une hypertonie spastique ? Oui. L'hypertonie spastique, augmentation du tonus musculaire, est typique d'une atteinte pyramidale.

3. Un syndrome cérébelleux comprend-il :

    o Une hypotonie ? Oui. L'hypotonie est fréquente en cas d'atteinte cérébelleuse.
    o Une ataxie est-elle majeure à la fermeture des yeux ? Non. Cela décrit une ataxie proprioceptive (atteinte des voies profondes). Dans l'ataxie cérébelleuse, la fermeture des yeux n'aggrave pas la démarche. Une dysphonie ? Non. La dysphonie
    o n'est pas typique du syndrome cérébelleux. Une dysmétrie ? Oui. La dysmétrie,
    o incapacité à ajuster correctement la force d'un mouvement, est un signe classique.
    o Une dyschronométrie ? Oui. Difficulté à chronométrer les mouvements correctement dans le temps.

4. Quels critères sont exacts pour le diagnostic de la classification CHD-3 des migraines sans aura :
   - Nausées ou vomissements ? Oui. Ce sont des symptômes fréquents de la migraine.
   - Au moins 5 crises migraineuses ? Oui. Le critère exige au moins 5 crises pour poser un diagnostic de migraine sans aura.
   - Céphalées durant 4 à 72 heures hors traitement ? Oui. La durée typique des crises de migraine sans traitement varie de 4 à 72 heures.
   - Photophobie ? Oui. L'hypersensibilité à la lumière est courante pendant les crises.
   - Topographie unilatérale, pulsatile, aggravée par l'activité physique ? Oui. La migraine présente souvent ces caractéristiques.

5. Devant une crise convulsive généralisée, faut-il :
   - Contenir les convulsions ? Non. Il ne faut pas contenir les convulsions, mais protéger le patient pour éviter les blessures.
   - Noter l'heure de début ? Oui. C'est essentiel pour évaluer la durée de la crise et la conduite à tenir.
   - Mettre en position latérale de sécurité dès que possible ? Oui. Cela aide à protéger les voies aériennes.
   - Hospitaliser systématiquement ? Non. Si la crise est isolée et connue, l'hospitalisation n'est pas toujours nécessaire. En revanche, si la crise dure plus de 5 minutes ou est inhabituelle, cela justifie une hospitalisation. Protéger la langue ? Non.
   - Il ne faut pas essayer de mettre quoi que ce soit dans la bouche du patient pour protéger la langue.

6. Quelles sont les caractéristiques du syndrome cérébelleux ?
   - Hypotonie musculaire ? Oui. L'hypotonie est fréquente dans les atteintes cérébelleuses.
   - Troubles de la coordination motrice ? Oui. Cela inclut l'ataxie et d'autres signes de mauvaise coordination.
   - Dysmétrie et dyschronométrie ? Oui. Ce sont des signes typiques de dysfonctionnement cérébelleux.
   - Dysarthrie (voix scandée et explosive) ? Oui. La dysarthrie est fréquente dans le syndrome cérébelleux, où la parole devient lente et scandée.
   - Tremblements et dyskinésies ? Non. Le tremblement cérébelleux est un tremblement d'action, mais les dyskinésies (mouvements involontaires) ne font pas partie du syndrome cérébelleux.

7. Quelle est la définition d'une syncope ?

    o Perte de conscience prolongée avec déficit moteur ? Non. La perte de conscience dans la syncope est brève.
    o Altération soudaine de la conscience avec récupération rapide ? Oui. La syncope est une perte de conscience transitoire avec un retour rapide à l'état normal.
    o Convulsions répétées avec perte de conscience ? Non. Cela décrit plutôt une crise épileptique.
    o Perte de conscience avec amnésie globale ? Non. L'amnésie n'est pas systématique dans les syncopes.
    o Avec des manifestations telles que les convulsions tonico-cloniques? Non. Cela correspond à la définition de l'épilepsie.

8. Quelles sont les caractéristiques du syndrome neurogène périphérique ?

    o Déficit moteur ? Oui. La faiblesse musculaire est typique.
    o Fonte musculaire (amyotrophie) ? Oui. L'atteinte prolongée des nerfs périphériques entraîne une amyotrophie.
    o Abolition des réflexes tendineux ? Oui. Les réflexes sont souvent diminués ou abolis.
    o Hypertonie ? Non. Il y a plutôt une hypotonie.
    o Crampes / fasciculations ? Oui. Ces signes sont fréquents dans les atteintes des nerfs périphériques.

9. Quels sont les éléments à considérer lors d'un examen neurologique ?

    o Vigilance et orientation ? Oui. L'évaluation de l'état de conscience est fondamentale.
    o Marche et posture ? Oui. Cela permet d'évaluer les troubles de la coordination et de la motricité.
    o Parole et langage ? Oui. Il faut vérifier si le langage est normal ou s'il existe des signes d'aphasie ou de dysarthrie.
    o Mouvements anormaux involontaires ? Oui. Cela inclut les tremblements, chorées et autres dyskinésies.
    o Fonctions végétatives ? Oui. Elles doivent être surveillées en cas d'atteinte neurologique sévère.

10. Sur quels éléments doit-on suspecter une hémorragie méningée devant une céphalée ?
- Caractère pulsatile ? Non. Ce n'est pas typique de l'hémorragie méningée. Début rapidement progressif ? Non. L'hémorragie méningée est d'apparition brutale. Début brutal ? Oui. Un début soudain et intense est typique. Variation de la céphalée durant la journée ? Non. La douleur est généralement constante.
- Syndrome méningé ? Oui. La raideur de nuque, les vomissements et la photophobie sont fréquents.

11. L'examen neurologique chez un patient avec une myasthénie peut-il retrouver :
- Des troubles du langage ? Oui. La myasthénie peut provoquer une dysarthrie.
- Des troubles de la déglutition ? Oui. La fatigue musculaire peut affecter la déglutition.
- Des troubles de l'audition ? Non. La myasthénie n'affecte pas l'audition.
- Des troubles vésico-sphinctériens ? Non. Ce n'est pas typique de la myasthénie.
- Un ptosis à bascule (signe pathognomonique) ? Oui. Le ptosis fluctuant est un signe typique de la myasthénie.

12. Parmi ces critères cliniques, lesquels orientent vers le diagnostic de migraine ?
- Céphalée pulsatile ? Oui. La migraine est souvent pulsatile.
- Aggravation par les activités physiques ? Oui. L'effort peut aggraver les céphalées.
- Larmoiement et congestion nasale ? Non. Cela évoque plutôt une céphalée en grappe.
- Céphalées pendant 3 heures ? Non. La durée typique des migraines et de 4 à 72 heures
- Nausées ou vomissements ? Oui. Ce sont des symptômes fréquents de la migraine.

Réponses cas clinique :

1. Comment classeriez-vous la force musculaire de Monsieur A. en utilisant l'échelle MRC ?

L'échelle MRC représente la force musculaire de 0 à 5 :
- Flexion de la hanche droite : Grade 3 – Mouvement contre la gravité mais pas contre une résistance supplémentaire.
- Extension du genou droit : Grade 4 – Mouvement contre une résistance modérée mais pas maximale.
- Flexion plantaire du pied droit : Grade 3 – Mouvement contre la gravité uniquement.

Ainsi, la force musculaire de Monsieur A. varie entre le grade 3 et 4 sur l'échelle de MRC, indiquant une faiblesse modérée à sévère.

2. Quels autres éléments de l'examen clinique doivent-vous compléter pour confirmer une atteinte neurogène périphérique ?

- o Recherche d'une amyotrophie (diminution de la masse musculaire) dans la jambe droite.
- o Examen des fasciculations (mouvements musculaires involontaires).
- o Recherche d'une hypotonie (tonus musculaire diminué).
- o Réévaluation des réflexes pour vérifier s'ils sont toujours présents ou abolis.

3. Quelles questions poseriez-vous pour explorer d'autres pathologies possibles ou des pertinentes ?

- o Avez-vous déjà ressenti des épisodes similaires de faiblesse dans d'autres parties du corps ? : Pour détecter une atteinte neuromusculaire plus large.
- o Avez-vous des difficultés respiratoires ou des troubles de la déglutition ? : Pour explorer des pathologies affectant d'autres groupes musculaires.
- o Est-ce que la faiblesse s'aggrave à l'effort ou après un certain temps ? : Pour vérifier une éventuelle myasthénie.
- o Antécédents de traumatismes ou de blessures à la colonne vertébrale ? : Pour éliminer des causes comme une atteinte radiculaire.

4. Comment procéderiez-vous à un examen neurologique complet, en tenant compte des résultats obtenus ?

- o Examen moteur complet : Évaluer la force musculaire dans d'autres groupes musculaires (membres supérieurs, tronc) pour voir si la faiblesse est localisée ou généralisée. Évaluation des réflexes tendineux profonds : Compléter l'examen des
- o réflexes, notamment dans les membres supérieurs, pour exclure une atteinte globale.
- o Examen sensible détaillé : Vérifier si la sensibilité profonde et superficielle est intacte (vibration, proprioception).
- o Coordination motrice : Tester la coordination avec des épreuves comme le test doigt-nez ou le test talon-genou pour exclure une atteinte cérébelleuse.

Conclusion pour l'IPA :

Monsieur A. présente une faiblesse musculaire localisée à la jambe droite, avec une force musculaire classée entre 3 et 4 sur l'échelle MRC. Il est essentiel de compléter l'examen neurologique pour déterminer la cause exacte de cette faiblesse, en s'appuyant sur l'évaluation clinique. Une bonne interrogation du patient et l'utilisation systématique de l'échelle MRC permet de quantifier la faiblesse et d'orienter le diagnostic.

Sémiologie Psychiatrique

Ce cours de psychiatrie pour les Infirmiers en Pratique Avancée (IPA) fournit les bases pour
évaluer et accompagner les patients atteints de troubles mentaux. De la schizophrénie aux troubles de l'humeur et de la personnalité, chaque pathologie est abordée pour permettre aux IPA de repérer les signes clés, de comprendre les approches thérapeutiques et de contribuer
efficacement au parcours de soin en santé mentale.

Schizophrénie
1. Définition et Physiopathologie

- La schizophrénie est un trouble psychotique chronique qui altère la perception de la réalité. Elle implique une interaction entre des facteurs génétiques (probabilité augmentée avec les familiales) et environnementaux (complications prénatales, infection maternelle, etc.).

  Prévalence et physiopathologie : Prévalence : 0,6 à 1% de la population, plus fréquente chez les hommes. Début : entre 15 et 25 ans. Facteurs : interaction entre génétique et environnement, hypothèse de trouble neuro-développemental.
  Hypothèse dopaminergique : suractivation du système dopaminergique dans certaines zones cérébrales.

2. Symptomatologie

- Syndrome positif : idées délirantes (persécution, grandeur), hallucinations (auditives, visuelles).
- Syndrome dissociatif : trouble du cours de la pensée (barrages, incohérences), appauvrissement des idées, maniérisme, mutisme.
- Syndrome négatif : émoussement affectif, pauvreté du discours, retrait social, apragmatisme (perte de motivation).

3. Prise en charge

- Médicaments : neuroleptiques typiques (halopéridol) ou atypiques (clozapine).
- Thérapies : TCC, psychoéducation pour les patients et leur entourage.

Troubles de l'humeur
1. Dépression

- Symptômes : tristesse, anhédonie, troubles du sommeil, pensées de mort, anorexie, anxiété, irritabilité.
- Crise suicidaire : processus complexe nécessitant l'évaluation des facteurs de risque (antécédents, pensées suicidaires).
- Mélancolie : forme sévère de dépression avec anhédonie profonde, ralentissement psychomoteur, perte de poids.

2. Trouble bipolaire

- Type 1 : épisodes maniaques alternant avec des épisodes dépressifs sévères. Type 2
- : alternance d'hypomanie (forme atténuée de manie) et d'épisodes dépressifs.
- Traitement : stabilisateurs de l'humeur (lithium), antipsychotiques, accompagnement psychosocial.

Troubles anxieux

1. Trouble Anxieux Généralisé (TAG)

- Anxiété présente quotidiennement, sans crise aiguë, durant au moins 6 mois. Associé à des symptômes comme la fatigue, l'irritabilité et l'insomnie.

2. Attaques de panique et Trouble panique

- Attaques de panique : épisodes soudains et intenses de peur avec symptômes somatiques (vertiges, sueurs).
- Trouble panique : récurrence des attaques, crainte d'en avoir d'autres, pouvant s'accompagner d'agoraphobie.

3. Phobies

- Phobie simple : peur intense et irrationnelle d'objets ou de situations spécifiques (hauteurs, animaux).
- Phobie sociale : anxiété dans les situations où le sujet peut être observé, avec peur de l'humiliation.

4. Trouble de stress post-traumatique (TSPT)

- Symptômes apparaissant après un événement traumatique : reviviscences, hypervigilance, conduites d'évitement.

Troubles de la personnalité

1. Groupe A (bizarres/excentriques)

- Paranoïde : méfiance excessive, interprétation malveillante des actions des autres.
- Schizoïde : détachement social, peu d'émotions. Schizotypique : croyances
- étranges, isolement, comportements excentriques.

2. Groupe B (dramatisants/émotifs)

- Narcissique : besoin d'admiration, manque d'empathie, sentiment de supériorité.
- Antisociale : transgression des règles sociales, absence de culpabilité, impulsivité.
- Histrionique : quête d'attention, théâtralité, expressivité émotionnelle excessive.

3. Groupe C (anxieux/peureux)

- Évitante : inhibition dans les relations par crainte du jugement.
- Dépendante : besoin de soutien, soumission excessive.
- Obsessionnelle-compulsive : perfectionnisme, rigidité, méticulosité.

Dépendances

1. Dépendance à l'alcool

- L'alcool est impliqué dans de nombreux troubles (retard mental, criminalité) et peut provoquer des symptômes de sevrage graves (delirium tremens, hallucinations).

2. Addictions comportementales

- Comportements répétitifs et excessifs (jeux, achats) visant à éviter des tensions internes. Critères similaires aux dépendances aux substances.

États limites

1. Épidémiologie et Étiologie

- Environ 1,5 à 6% de la population, prévalence plus élevée chez les femmes.
- Facteurs associés : abus, négligence dans l'enfance.

2. Symptomatologie

- Instabilité émotionnelle : fluctuation rapide de l'humeur, impulsivité, colère difficile à contrôler.
- Relations interpersonnelles instables : peur de l'abandon, idéalisation-dévalorisation des autres.
- Comportements auto-destructeurs : automutilation, tentatives de suicide, abus de substances.

3. Prise en charge

- Thérapies spécifiques : thérapie dialectique-comportementale (DBT) et autres psychothérapies focalisées.
- Suivi à long terme : progressif, avec des rémissions possibles après des années de suivi.

Question :

1. La schizophrénie débute généralement :
    - A) Avant 15 ans
    - B) Entre 15 et 25 ans
    - C) Entre 30 et 40 ans
    - D) Après 40 ans

2. Quel est un symptôme positif de la schizophrénie ?
    - A) Alogie
    - B) Idées délirantes
    - C) Avolition
    - D) Émoussement affectif

3. La dépression se caractérise par :
    - A) Euphorie
    - B) Logorrhée
    - C) Anhédonie
    - D) Hyperactivité

4. Dans le trouble bipolaire de type 2, le patient présente :
    - A) Un épisode maniaque sévère
    - B) Des alternances entre hypomanie et dépression
    - C) Une alternance entre manie et euthymie
    - D) Uniquement des épisodes dépressifs

5. Le trouble anxieux généralisé (TAG) est caractérisé par :
    - A) Une anxiété quotidienne pendant au moins 6 mois
    - B) Des attaques de panique fréquentes
    - C) Des hallucinations auditives
    - D) Un comportement antisocial

6. Dans les phobies sociales, la personne craint :
    - A) Les lieux publics ouverts
    - B) Les animaux
    - C) L'observation et le jugement d'autrui
    - D) Les espaces clos

7. Un trouble de la personnalité schizoïde se manifeste par :
   - A) Des hallucinations auditives
   - B) Des comportements excentriques
   - C) Un détachement social marqué et un manque d'émotions
   - D) Une recherche constante d'attention

8. L'alcoolisme peut conduire à un syndrome de sevrage grave appelé :
   - A) Syndrome malin des neuroleptiques
   - B) Delirium tremens
   - C) Hypomanie
   - D) Trouble dissociatif

9. Les symptômes du trouble de stress post-traumatique incluent :
   - A) Hallucinations auditives
   - B) Reviviscences de l'événement traumatique
   - C) Pensées de grandeur
   - D) Compulsions

10. Le trouble borderline se caractérise souvent par :
    - A) Une labilité émotionnelle et des comportements impulsifs
    - B) Un perfectionnisme excessif
    - C) Des hallucinations visuelles
    - D) Une méfiance envers les autres

11. Dans la schizophrénie, les symptômes négatifs incluent :
    - A) Idées délirantes
    - B) Hallucinations visuelles
    - C) Alogie et apathie
    - D) Tachypsychie

12. La prise en charge des troubles de l'humeur inclut souvent :
    - A) Les stabilisateurs de l'humeur
    - B) Des traitements uniquement à base de benzodiazépines
    - C) La chirurgie
    - D) Des antidépresseurs uniquement

Cas clinique

Symptômes de **********. Elle travaille comme enseignante, mais récemment, elle a commencé à manquer régulièrement le travail
Sophie, une femme de 42 ans, se présente à la clinique psychiatrique après avoir été référée par son médecin généraliste pour des symptômes de repli et à s'isoler de ses collègues et de sa famille.

En entretien, Sophie décrit une tristesse profonde qui semble la suivre où qu'elle aille. Elle se sent constamment fatiguée et démotivée, même face aux tâches les plus simples. Elle avoue qu'elle se blâme pour tout ce qui ne va pas dans sa vie, même des choses sur lesquelles elle n'a aucun contrôle. Elle ressent également une grande anxiété, affirmant qu'elle est incapable de se détendre et qu'elle se sent constamment sur le qui-vive.

La nuit tombée, Sophie se laisse submerger par des pensées sombres. La mort lui apparaît souvent comme la seule échappatoire à sa souffrance. Elle se surprend à envisager les différents moyens de mettre fin à sa vie, se demandant si cela soulagerait sa douleur insoutenable.

En plus de ces symptômes émotionnels, Sophie a également perdu tout intérêt pour les activités qu'elle aimait auparavant. Elle a cessé de voir ses amis et évite les appels téléphoniques de sa famille. Elle reste souvent au lit toute la journée, incapable de trouver la motivation pour se lever.

Voici les questions

1. Quelle est la pathologie principale dont Sophie semble souffrir d'après les symptômes décrits ?

2. Quels symptômes émotionnels chez Sophie soutiennent le diagnostic de cette pathologie ?

3. Comment le comportement de Sophie au travail et avec ses proches est-il affecté par sa condition ?

4. Quel est le niveau de gravité de l'état de Sophie et pourquoi nécessite-t-il une prise en charge rapide ?

5. Quel type de prise en charge thérapeutique serait adapté pour améliorer son état ?

6. Comment s'appelle la forme sévère de dépression ?

Correction :

Voici des réponses explicatives pour chaque question :

1. Entre 15 et 25 ans
   La schizophrénie débute le plus souvent entre 15 et 25 ans, période où les premiers symptômes psychotiques apparaissent.

2. Idées délirantes
   Les idées délirantes sont des croyances erronées qui déforment la réalité, typiques des symptômes « positifs » de la schizophrénie.

3. Anhédonie
   L'anhédonie, soit la perte de plaisir ou d'intérêt, est un symptôme central de la dépression.

4. Des alternances entre hypomanie et dépression
   Le trouble bipolaire de type 2 implique des épisodes d'hypomanie (forme légère de manie) alternant avec des épisodes dépressifs.

5. Une anxiété quotidienne pendant au moins 6 mois
   Le trouble anxieux généralisé (TAG) se caractérise par une anxiété persistante sans raison spécifique, pendant au moins six mois.

6. L'observation et le jugement d'autrui
   La phobie sociale implique une peur intense des situations sociales où la personne est envoyée jugée ou respectée.

7. Un détachement social marqué et un manque d'émotions.
   Les personnes avec une personnalité schizoïde préfèrent l'isolement et montrent peu d'expression émotionnelle.

8. Delirium tremens
   Le delirium tremens est une complication grave du sevrage alcoolique, avec hallucinations, désorientation et agitation.

9. Reviviscences de l'événement traumatique
   Les personnes atteintes de TSPT revivent l'événement traumatique par des cauchemars, des flashbacks et des pensées intrusives.

10. Une labilité émotionnelle et des comportements impulsifs
    Le trouble borderline se caractérise par une instabilité émotionnelle, des comportements impulsifs et des relations intenses.

11. Alogie et apathie
    Les symptômes négatifs de la schizophrénie, comme l'alogie (pauvreté du discours) et l'apathie (manque de motivation), diminuent l'expression émotionnelle.

12. Les stabilisateurs de l'humeur
    Dans les troubles de l'humeur comme le trouble bipolaire, les stabilisateurs (ex. : lithium) sont utilisés pour réguler les fluctuations de l'humeur.

Réponse au cas clinique ;

Voici les questions reformulées avec la première question portant sur le diagnostic de la pathologie :

1. Quelle est la pathologie principale dont Sophie semble souffrir d'après les symptômes décrits ?

    o   Réponse : Un épisode dépressif majeur.

2. Quels symptômes émotionnels chez Sophie soutiennent le diagnostic de cette pathologie ?

    o   Réponse : Tristesse intense persistante, culpabilité excessive, perte d'intérêt pour les activités (anhédonie), et pensées suicidaires.

3. Comment le comportement de Sophie au travail et avec ses proches est-il affecté par sa condition ?

    o   Réponse : Elle manque souvent le travail, s'isole de ses collègues et de sa famille, et évite les appels de ses proches.

4. Quel est le niveau de gravité de l'état de Sophie et pourquoi nécessite-t-il une prise en charge rapide ?

    o   Réponse : Son état est grave, car elle présente des pensées suicidaires récurrentes, nécessitant une évaluation du risque suicidaire et une prise en charge rapide.

5. Quel type de prise en charge thérapeutique serait adapté pour améliorer son état ?

    o   Réponse : Un traitement avec des antidépresseurs, une thérapie cognitivo-comportementale (TCC), et éventuellement une hospitalisation si le risque suicidaire est élevé.

6. Comment s'appelle la forme sévère de dépression ?

    o   Réponse : La forme sévère de dépression est appelée mélancolie.

Partie III
MODULES TECHNIQUES AVANCÉS

La Sémiologie Radiologique

La radiologie est une composante essentielle du diagnostic en médecine, utilisée pour visualiser les structures internes et identifier les pathologies grâce à plusieurs techniques d'imagerie. Les modalités principales incluent la radiographie, le scanner (TDM), l'IRM, l'échographie, et d'autres procédés spécifiques comme la mammographie et le PET-scan.

Techniques d'Imagerie

1. **Radiologie Conventionnelle** : Utiliser les rayons X pour des images en 2D, principalement pour le thorax, l'abdomen et les membres.
   - Terminologie : Les tonalités varient en fonction des densités tissulaires (os, graisse, air).
   - Exemple : Normes de radiographies (thorax, abdomen) avec critères de qualité comme la symétrie et l'inspiration profonde.

2. **Scanner (Tomodensitométrie)** : Imagerie en coupe utilisant les rayons X pour une meilleure résolution en contraste, essentielle pour la détection de pathologies fines.

   Échelle des Unités de Hounsfield (UH) :
   L'échelle va de -1000 UH à +1000 UH, avec des exemples de densités courantes des tissus et substances dans le corps humain.

   -1000 UH : Air (noir sur les images scanner)

   Entre -100 et -50 UH : Graisse

   0 UH : Eau et certains tissus mous (référence standard)

   +30 à +45 UH : Sang (ou tissus légèrement plus denses que l'eau)

   +100 à +300 UH : Calcifications (denses, blanc sur les images)

   +1000 UH : Os (les structures les plus denses dans le corps)

   Comment ça fonctionne :

   - Densité plus élevée (UH positif) : Plus la valeur est élevée, plus le tissu ou l'élément apparaît clair (blanc) sur l'image.
   - Densité plus faible (UH négative) : Moins la valeur est élevée, plus le tissu apparaît foncé (noir) sur l'image.

3. **IRM (Imagerie par Résonance Magnétique)** : Technique non ionisante utilisant la résonance magnétique pour visualiser les tissus mous.
   - Séquences T1 et T2 : Permettent de distinguer la graisse, les muscles et les liquides.
   - Indications : Idéale pour le système nerveux central, les articulations et les tissus mous.
   - Contre-indications : Stimulateur cardiaque, objets métalliques, claustrophobie.

4. Échographie et Doppler : Utilisation des ultrasons, sans rayonnement ionisant, pour des examens en temps réel des organes abdominaux, cardiaques, et vasculaires.

- o Doppler : Analyse des flux sanguins, utile pour évaluer les vaisseaux.
- o Avantages : Non irradiant, sûr pour les femmes enceintes, rapide.

5. Radiologie Interventionnelle : Techniques invasives sous guidage radiologique (biopsies, drainages) et injections de contraste intra-artériel pour explorer le système vasculaire.

Produits de contraste

- Iodé (Scanner, Radiologie interventionnelle) et Gadolinium (IRM) : Améliorent la visibilité de certaines structures.
- Précautions : Surveillance pour éviter les réactions allergiques et l'insuffisance rénale.
- Contre-indications : Insuffisance rénale sévère, certains myélomes et une hyperthyroïdie non traitée ou non équilibrée.
- L'allergie au produit de contraste doit être documentée par tests cutanés.

Orientation et Plans en Imagerie

Les examens sont visualisés en différents plans :

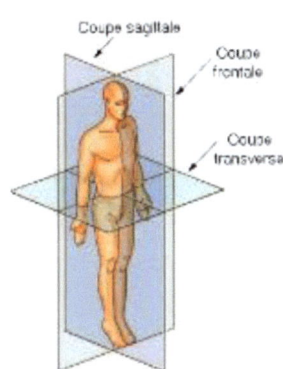

- Axial : Coupe horizontale (supérieur/inférieur).
- Sagittal : Coupe verticale séparant droite et gauche.
- Coronal : Coupe verticale séparant avant et arrière.

Ces plans facilitent l'interprétation et la localisation précise des pathologies.

Résumé des Contre-Indications et Sécurité

1. Irradiation : Limiter l'exposition, surtout chez les enfants et les femmes enceintes.
2. Contre-indications des produits de contraste : Allergies, insuffisance rénale.
3. Précautions spécifiques à l'IRM : Contre-indications absolues pour les dispositifs métalliques internes (stimulateur cardiaque).

Conclusion

La radiologie est cruciale pour le diagnostic et le suivi médical. Il est fondamental de choisir la bonne modalité d'imagerie en fonction de la question clinique, de connaître les contre-indications et de comprendre l'anatomie et la terminologie pour interpréter efficacement les images.

Question

Question 1 : Quelles sont les unités utilisées pour mesurer la densité des tissus en scanner (TDM)?
a) Unités de Pascal
b) Unités de Newton
c) Unités de Hounsfield
d) Unités de Tesla

	-1000 UH	1000 UH	entre 40 et 100 UH	entre -100 et 0 UH	proche de 1000 UH	entre 0 et 20 UH
Graisse	☐	☐	☐	☐	☐	☐
Os	☐	☐	☐	☐	☐	☐
Air	☐	☐	☐	☐	☐	☐
Calcification	☐	☐	☐	☐	☐	☐
Sang	☐	☐	☐	☐	☐	☐
Eau	☐	☐	☐	☐	☐	☐

Question 2 : Quel est le tissu qui apparaît autour de 0 unités de Hounsfield (UH) en scanner ?
a) L'air
b) La graisse
c) L'eau et les tissus mous
d) Les os

Question 3 :

Quel produit de contraste est le plus souvent utilisé pour les examens IRM ?
a) Iode
b) Gadolinium
c) Baryum
d) Air

Question 4 : Quelle est la principale contre-indication à l'utilisation des produits de contraste iodés ?
a) Allergie aux fruits de mer
b) Insuffisance rénale
c) Grossesse
d) Douleur articulaire

Question 5 :

En imagerie médicale, quelle modalité utilise des ultrasons plutôt que des rayons X ou des champs magnétiques ?
a) Tomodensitométrie (TDM)
b) IRM
c) Échographie
d) Radiographie conventionnelle

Question 6 :

Quelle technique d'imagerie est la plus indiquée pour étudier les tissus mous comme le cerveau et les muscles ?
a) Radiographie conventionnelle
b) Scanner (TDM)
c) IRM
d) Échographie

Question 7 :

Dans quel plan de coupe en imagerie observe-t-on une vue de profil, séparant la droite et la gauche du corps ?
a) Plan axial
b) Plan coronal
c) Plan sagittal
d) Plan frontal

Correction

Question 1 : Réponse : c) Unités de Hounsfield

Tableau corrigé des unités de Hounsfield (UH) par type de tissu

Tissu	-1000 UH (Air)	Entre -100 et 0 UH (Graisse)	Entre 0 et 20 UH (Eau)	Entre 40 et 100 UH (Sang)	Près de 1000 UH (Os)	Plus de 1000 UH (Calcification)
Graisse		✓				
Os					✓	
Air	✓					
Calcification						✓
Sang				✓		
Eau			✓			

Question 2 : Réponse : c) L'eau et les tissus mous

Question 3 : Réponse : b) Gadolinium

Question 4 : Réponse : b) Insuffisance rénale

Question 5 : Réponse : c) Échographie

Question 6 : Réponse : c) IRM

Question 8 : Réponse : c) Plan sagittal

La Pharmacologie

La pharmacologie est la science qui étudie les interactions des substances avec les organismes vivants, incluant l'objectif thérapeutique et la compréhension des processus physiologiques.

- Principales branches :
    - Pharmacodynamie : Étudier les effets et actions des médicaments sur le corps humain, leurs objectifs thérapeutiques, ainsi que les effets secondaires.
    - Pharmacocinétique : Analyser comment les médicaments sont absorbés, distribués, métabolisés et éliminés par l'organisme.
    - Pharmacovigilance : Suit la sécurité des médicaments après leur mise sur le marché.
    - Pharmacoépidémiologie et pharmacoéconomie : Évaluent respectivement les conséquences de l'usage des médicaments et leur rentabilité économique.

1. Développement des Médicaments : Étapes et Essais Cliniques

- Études Précliniques :
    - Réalisées in vitro (tests sur cellules) et in vivo (tests sur animaux) pour évaluer l'efficacité, la légèreté et la sécurité des nouvelles molécules avant les essais sur l'homme. Pharmacocinétique animale : Permet d'évaluer l'absorption, la distribution,
    - le métabolique et l'excrétion du médicament chez les animaux pour en déduire des précautions chez l'humain.

- Essais Cliniques : Divisés en quatre phases successives, les essais cliniques déterminant les profils de sécurité, d'efficacité et de tolérance d'un médicament.
    - Phase I : Première administration chez l'humain, souvent sur des volontaires sains pour tester la sécurité et les doses tolérables.
    - Phase II : Étudier l'efficacité et la dose optimale dans une petite population de patients.
    - Phase III : Essais multicentriques sur un grand nombre de patients pour évaluer l'efficacité par rapport au placebo ou aux traitements de référence.
    - Phase IV : Surveillance après mise sur le marché (AMM), pour observer les effets à long terme et en conditions réelles.

2. Autorisation de Mise sur le Marché (AMM)

- Processus : Pour être commercialisé, un médicament doit obtenir une AMM, qui garantit sa qualité, sa sécurité et son efficacité.
- Types de procédures AMM :
    - Procédure nationale : Pour un usage exclusivement français.
    - Procédure centralisée (européenne) : Obligatoire pour certains médicaments innovants, y compris ceux pour les cancers et maladies neurodégénératives.

- o Reconnaissance mutuelle et procédure décentralisée : Utilisées pour mettre un médicament sur le marché dans plusieurs États membres de l'Union européenne.
- Critères d'évaluation : Les dossiers d'AMM sont analysés selon des critères de qualité, d'efficacité et de sécurité.
    - o Service Médical Rendu (SMR) : Évaluer si le médicament répond à un besoin thérapeutique important.
    - o Amélioration du Service Médical Rendu (ASMR) : Mesure la valeur ajoutée du médicament par rapport aux traitements déjà disponibles.

3. Types d'ordonnances

Les ordonnances diffèrent en fonction des caractéristiques des médicaments et des besoins de surveillance spécifiques :

- Ordonnance simple :
    - o Utilisée pour les médicaments des listes I et II.
    - o Durée de prescription habituelle de 28 ou 30 jours, et jusqu'à 3 mois pour les contraceptifs.
- Ordonnance de sécurité :
    - o Requise pour les médicaments stupéfiants.
    - o Papier spécifique et sécurisé, avec la quantité de médicament en toutes lettres, une durée de prescription courte (7, 14 ou 28 jours) et la possibilité de fractionnement.
    - o Délai de présentation limité à 3 jours, sans possibilité de renouvellement.
- Ordonnance Médicament d'Exception :
    - o Utilisée pour les médicaments nécessitant une surveillance particulière et ne pouvant être remboursés que sous certaines indications.
    - o Exemples : Modafinil (Modiodal®) pour la narcolepsie, avec une prescription réservée aux neurologues.
- Ordonnance Bizone :
    - o Adaptée aux patients atteints d'une Affection de Longue Durée (ALD).
    - o Zone supérieure pour les traitements liés à l'ALD (remboursés à 100 %) et zone inférieure pour les autres traitements (remboursés aux taux habituels).
- Ordonnance pour Médicaments à Prescription Restreinte :
    - o Catégories incluant les médicaments hospitaliers, à prescription initiale hospitalière, ou nécessitant une surveillance stricte.
    - o Exemples : Antibiotiques spécifiques ou anticancéreux.
- Ordonnance Électronique :
    - o Permet la transmission dématérialisée de la prescription dans le cadre de consultations à distance, respectant les mêmes exigences légales que l'ordonnance papier.

4. Mentions Légales sur l'Ordonnance

Chaque ordonnance doit contenir des éléments indispensables pour être valide :

- Informations sur le prescripteur : Nom, prénom, qualification, adresse, numéro d'identification (ADELI/RPPS).
- Données du patient : Nom, prénom, sexe, âge, poids si nécessaire.
- Description du médicament : Nom en Dénomination Commune Internationale (DCI), posologie, forme galénique, posologie, voie d'administration et durée du traitement.
- Mentions particulières : Par exemple, "non substituable" si le médicament ne doit pas être remplacé par un générique.

5. Rôle de l'IPA dans la Prescription

Les Infirmiers en Pratique Avancée ont des compétences étendues en matière de prescription. Sous certaines conditions et selon leur champ d'intervention, ils peuvent prescrire des traitements en lien avec la pathologie suivie, tout en respectant les cadres réglementaires et en assurant une bonne gestion de la prise en charge médicamenteuse.

6. Dispensation et prise en charge des médicaments

- Dispensation en Pharmacie :
    - Le pharmacien doit vérifier la conformité de l'ordonnance et peut conseiller le patient pour un bon usage du médicament.
    - La substitution par un générique est possible sauf mention contraire « non substituable » sur l'ordonnance.
- Prise en Charge par l'Assurance Maladie :
    - Les médicaments peuvent être remboursés selon leur SMR.
    - Respect des durées de traitement et des conditionnements pour une prise en charge optimale.

7. Surveillance Post-AMM et Pharmacovigilance

- Plan de gestion des risques (PGR) : Établi pour minimiser les risques liés aux médicaments, avec des mesures de pharmacovigilance renforcées, des études post-AMM, et suivi des effets indésirables.
- Régulation en cas de Risques Identifiés : Suspension, retrait ou conditions de délivrance restrictives peuvent être appliquées en fonction de l'évaluation continue du rapport bénéfice/risque.

Question

1. La pharmacologie étudie principalement :
   - A. Les modes de distribution des médicaments dans le commerce.
   - B. Les interactions entre les substances et les organismes vivants.
   - C. Les prix et les remboursements des médicaments. D. Les lois et
   - réglementations des officines.

2. La pharmacocinétique concerne :
   - A. Les effets des médicaments sur le corps humain.
   - B. La manière dont l'organisme absorbe, distribue, métabolise et élimine un médicament.
   - C. La surveillance des effets secondaires des médicaments après leur mise sur le marché.
   - D. L'efficacité comparative des médicaments sur le marché.

3. Les essais cliniques de Phase I ont pour objectif :
   - A. De tester le médicament sur un grand nombre de patients.
   - B. De vérifier l'efficacité du médicament par rapport aux traitements de référence.
   - C. De déterminer la sécurité et la dose tolérable chez les volontaires sains.
   - D. De surveiller les effets à long terme des médicaments en conditions réelles.

4. L'Autorisation de Mise sur le Marché (AMM) garantit :
   - A. La rentabilité économique du médicament.
   - B. L'efficacité, la sécurité et la qualité du médicament.
   - C. L'absence totale d'effets indésirables.
   - D. Le remboursement automatique par l'Assurance Maladie.

5. La procédure centralisée d'AMM est obligatoire pour :
   - A. Tous les médicaments destinés à l'Union européenne.
   - B. Les médicaments de thérapie innovants (cancer, VIH, etc.).
   - C. Les médicaments destinés uniquement au marché français.
   - D. Les médicaments vendus uniquement dans les officines.

6. Une ordonnance sécurisée est obligatoire pour :
    - A. Les médicaments de la liste II.
    - B. Les antibiotiques.
    - C. Les stupéfiants.
    - D. Les traitements des affections de longue durée (ALD).

7. Quelle caractéristique est requise pour une ordonnance sécurisée ?
    - A. La mention « non substituable ».
    - B. L'inscription des quantités de médicaments en toutes lettres.
    - C. La liste des effets indésirables du médicament.
    - D. La signature du pharmacien.

8. L'ordonnance bizone est destinée aux :
    - A. Médicaments non remboursés.
    - B. Médicaments d'exception.
    - C. Patients souffrant d'une affection de longue durée (ALD).
    - D. Médicaments vendus en dehors de l'Union européenne.

9. Le Service Médical Rendu (SMR) permet de :
    - A. Déterminer le prix du médicament.
    - B. Évaluer si le médicament répond à un besoin thérapeutique important.
    - C. Choisir les officines autorisées à le vendre.
    - D. Délivrer automatiquement une ordonnance sécurisée.

10. Un Infirmier en Pratique Avancée (IPA) peut prescrire :
    - A. Tous les types de médicaments, sans restriction.
    - B. Les traitements en lien avec la pathologie suivie sous certaines conditions.
    - C. Les médicaments de la liste II seulement.
    - D. Les médicaments de la liste I uniquement.

11. La substitution d'un médicament par un générique est autorisée :
    - A. Si le médecin a noté « non substituable » sur l'ordonnance. B. Pour
    - tous les médicaments sans exception. C. Uniquement avec l'accord écrit
    - du pharmacien. D. Si le médecin n'a pas mentionné "non substituable"
    - sur l'ordonnance.

12. La pharmacovigilance sert à :
    - A. Réaliser des essais précliniques. B. Suivre la sécurité des
    - médicaments après leur mise sur le marché. C. Garantir que tous les
    - médicaments sont remboursés. D. Calculer le Service Médical Rendu
    - (SMR).

Explications des réponses

1. B - La pharmacologie étudie les interactions entre substances et organismes vivants, dans un but thérapeutique.
2. B - La pharmacocinétique étudie le parcours des médicaments dans l'organisme : absorption, distribution, métabolique et élimination.
3. C - Les essais de Phase I visent à tester la sécurité et la tolérance des médicaments sur des volontaires sains.
4. B - L'AMM garantit l'efficacité, la sécurité et la qualité du médicament avant sa commercialisation.
5. B - La procédure centralisée d'AMM est obligatoire pour les médicaments innovants comme ceux pour le cancer ou le VIH.
6. C - Une ordonnance sécurisée est obligatoire pour les stupéfiants et certains médicaments à risques élevés.
7. B - Sur une ordonnance sécurisée, les quantités doivent être inscrites en toutes lettres pour éviter les erreurs.
8. C - L'ordonnance bizone est réservée aux patients atteints d'une ALD pour un meilleur remboursement.
9. B - Le SMR évalue si un médicament est important pour la santé publique et mérite un remboursement.
10. B - Les IPA peuvent prescrire des traitements dans leur domaine de compétence et en lien avec les pathologies suivies.
11. D - La substitution par un générique est autorisée sauf si le médecin a spécifié "non substituable".
12. B - La pharmacovigilance surveille la sécurité des médicaments après leur mise sur le marché pour identifier les effets indésirables.

Glossaire pour les Infirmiers en Pratique Avancée (IPA)

A

- Autonomie Clinique : Permet aux infirmiers en pratique avancée de prendre en charge des patients de manière indépendante, incluant l'évaluation, le diagnostic, et la gestion de pathologies stabilisées, dans un cadre législatif strict. L'autonomie clinique renforce l'accès aux soins en permettant aux IPA d'agir sans la supervision directe des médecins.
- Anamnèse : Processus de collecte de l'histoire de santé d'un patient, incluant ses antécédents médicaux, ses symptômes et ses traitements actuels, afin de poser un diagnostic précis et de planifier les soins nécessaires.

C

- Coordination des Soins : Fonction essentielle de l'IPA, qui consiste à organiser et à coordonner les interventions avec divers professionnels de santé (médecins, pharmaciens, kinésithérapeutes) pour assurer des soins continus et adaptés. La coordination réduit les erreurs de soins et améliore la prise en charge des patients, notamment ceux souffrant de comorbidités.
- Chronique (Maladie) : Terme pour décrire des maladies persistantes nécessitant un suivi de long terme, comme le diabète ou l'insuffisance cardiaque. La gestion des maladies chroniques constitue un volet majeur des compétences des IPA. Cas Clinique : Étude de cas
- réelle ou simulée permettant aux IPA de mettre en pratique leur savoir-faire clinique dans l'évaluation et la prise en charge de scénarios complexes. Les cas cliniques offrent une formation pratique sur des situations variées, de la gestion des symptômes à l'application de protocoles de soins spécifiques.

D

- Diagnostic Infirmier : Compétence de l'IPA consistant à évaluer les signes et symptômes d'un patient pour formuler un diagnostic infirmier et élaborer un plan de soins adapté. Ce diagnostic est fondamental pour ajuster les interventions et coordonner avec les équipes de santé.

E

- Évaluation Clinique : Examen systématique des signes vitaux et des symptômes d'un patient, incluant des techniques telles que l'inspection, la palpation, la percussion et l'auscultation. Cette compétence est essentielle pour les IPA dans la détection précoce des anomalies et le suivi de l'état de santé des patients.
- Éducation Thérapeutique : Processus éducatif permettant aux patients de comprendre et de gérer leurs maladies. Les IPA jouent un rôle clé en éduquant les patients sur leurs traitements, les mesures préventives et les habitudes de vie saine, notamment dans les cas de maladies chroniques.

F

- Formation en Pratique Avancée : Programme universitaire structuré pour former des infirmiers à un niveau avancé, incluant des connaissances approfondies en diagnostic, pharmacologie, soins chroniques, et collaboration interprofessionnelle. En France, cela inclut des spécialisations telles que l'oncologie, la psychiatrie, et les soins en urgence.

I

- **Inspection** : Première étape de l'évaluation clinique, où l'IPA observe l'apparence générale du patient pour détecter des signes visibles de pathologie, comme une cyanose ou un œdème. Elle précède les étapes de palpation, percussion et auscultation.
- **Interprofessionnalité** : Collaboration des IPA avec des équipes pluridisciplinaires (médecins, pharmaciens, psychologues) pour garantir des soins de qualité et cohérents. L'interprofessionnalité permet une approche globale et intégrée de la prise en charge du patient, particulièrement utile pour les patients complexes.

M

- **Méthode IPPA (Inspection, Palpation, Percussion, Auscultation)** : Méthode d'évaluation physique utilisée par les IPA pour examiner les patients de manière systématique. Chaque étape contribue à une compréhension approfondie de l'état de santé et au diagnostic clinique.
- **Mentions de Spécialisation** : Options de spécialisation pour les IPA en France, comme les pathologies chroniques stabilisées, l'oncologie, la psychiatrie, la néphrologie (maladie rénale chronique, dialyse), et l'urgence. Chaque mention permet d'acquérir des compétences spécifiques adaptées aux besoins des patients.

P

- **Pathologies Chroniques** : Maladies de longue durée (diabète, BPCO, etc.) qui nécessitent une prise en charge continue, incluant l'éducation thérapeutique, le suivi régulier et la prévention des complications. Les IPA jouent un rôle clé dans la gestion et l'accompagnement de ces pathologies.
- **Prise en Charge Globale** : Approche centrée sur le patient, englobant le traitement médical, le soutien psychologique et l'éducation thérapeutique. Les IPA contribuent à cette approche en coordonnant les soins et en adaptant les interventions aux besoins individuels des patients.
- **Protocole de Soins** : Ensemble de procédures standardisées que l'IPA suit pour assurer une prise en charge efficace et cohérente, souvent mis en place pour des pathologies spécifiques. Ces protocoles facilitent le diagnostic, le suivi et les ajustements thérapeutiques.

S

- **Sémiologie** : Étude des signes et symptômes permettant de formuler un diagnostic précis. Les IPA en spécialisation clinique utilisent la sémiologie pour évaluer les pathologies et élaborer des plans de soins basés sur les signes observés.
- **Soins Palliatifs** : Soins destinés à soulager les symptômes et améliorer la qualité de vie des patients en fin de vie. Les IPA formés dans ce domaine apportent un soutien physique, psychologique et social aux patients et à leurs familles. Suivi des Patients : Processus de
- surveillance continue des patients afin de détecter les changements dans leur état de santé. Les IPA effectuent des évaluations régulières, ajustent les traitements, et assurent une éducation continue pour favoriser l'observance thérapeutique.

T

- **Textes Législatifs** : Ensemble de lois et décrets, comme le Décret n° 2018-629, qui encadrent les compétences et les responsabilités des IPA, précisant leurs rôles dans l'évaluation et la gestion des patients.
- **Théories Infirmières** : Cadres conceptuels qui orientent la pensée clinique et les soins infirmiers, comme le modèle d'adaptation de Callista Roy ou la théorie des soins transculturels de Madeleine Leininger. Ces théories aident les IPA à adapter les soins aux besoins spécifiques des patients.

U

- **Unité d'Enseignement (UE)** : Modules spécifiques dans la formation des IPA couvrant des domaines clés tels que la clinique, l'éthique en santé, la pharmacologie thérapeutique, et la santé publique. Chaque UE vise à approfondir les compétences cliniques, théoriques et éthiques des IPA pour une meilleure prise en charge des patients.
- **Urgences** : Mention spécifique pour les IPA, introduite en 2018, permettant une spécialisation dans la gestion des situations critiques. Elle inclut des formations sur les gestes techniques d'urgence, le triage, et les procédures rapides pour stabiliser les patients sous supervision médicale ou en collaboration avec d'autres professionnels de santé.

V

- **Vieillissement de la Population** : Contexte démographique croissant qui influence la demande de soins en pratique avancée. Les IPA sont formés pour répondre aux besoins de cette population en adaptant les interventions pour les maladies chroniques et en assurant un suivi continu pour les patients âgés.

Z

- **Zone de Santé Sous-dotée** : Région où l'accès aux soins médicaux est limité, souvent en raison d'une pénurie de médecins. Dans ces zones, les IPA jouent un rôle essentiel en offrant des soins de première ligne, en réalisant des diagnostics initiaux et en assurant un suivi continu, contribuant ainsi à combler les lacunes dans les services de santé.

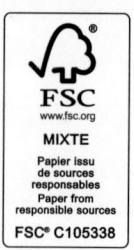

© 2025 Jacques Seguin
Édition : BoD · Books on Demand, 31 avenue Saint-Rémy, 57600 Forbach,
bod@bod.fr
Impression : Libri Plureos GmbH, Friedensallee 273, 22763 Hamburg (Allemagne)
ISBN : 978-2-3225-7324-0
Dépôt légal : Mars 2025